身体的气味：隐疾的文化史

陈桂权◎著

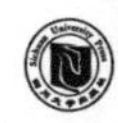

四川大学出版社

项目策划：高庆梅
责任编辑：高庆梅
责任校对：袁　捷
封面设计：墨创文化
责任印制：王　炜

图书在版编目（CIP）数据

身体的气味 ：隐疾的文化史 / 陈桂权著．— 成都 ：四川大学出版社，2019.11
ISBN 978-7-5690-3251-2

Ⅰ．①身… Ⅱ．①陈… Ⅲ．①隐性－疾病－文化史－研究 Ⅳ．①R4-05

中国版本图书馆 CIP 数据核字（2019）第 280553 号

书名　身体的气味：隐疾的文化史

著　者	陈桂权
出　版	四川大学出版社
地　址	成都市一环路南一段 24 号（610065）
发　行	四川大学出版社
书　号	ISBN 978-7-5690-3251-2
印前制作	四川胜翔数码印务设计有限公司
印　刷	成都金龙印务有限责任公司
成品尺寸	138mm×210mm
印　张	6
字　数	101 千字
版　次	2019 年 12 月第 1 版
印　次	2019 年 12 月第 1 次印刷
定　价	36.00 元

扫码加入读者圈

◆ 读者邮购本书，请与本社发行科联系。
电话：(028)85408408/(028)85401670/
(028)86408023　邮政编码：610065
◆ 本社图书如有印装质量问题，请寄回出版社调换。
◆ 网址：http://press.scu.edu.cn

四川大学出版社
微信公众号

自　序

写作《身体的气味：隐疾的文化史》这本小书缘于2016年3月我阅读马可·奥勒留·安东尼《沉思录》中的一段话。他是这样说的：

你对患有狐臭的人生气吗？你对患有口臭的人生气吗？你怎样善待这一麻烦呢？他有这样一张口，他有这样一个腋窝，这种气味来自这些东西是很自然的。——但据说他有理性，如果他用心想一下，他能发现他为什么冒犯了别人。——我希望你满意你的发现，那么好，你也有理性，用你的理性能力来刺激他的理性能力，向他指明他的错处，劝诫他吧。因为如果他肯听，你将医治他，但没有必要生气。

这段话让我记忆深刻，因为在以往的生活经历中，我也接触过许多“隐疾”，尤以口臭、腋气最为普遍。在我的家乡，人们把有腋气的人称为“荫山人”，至于为何如此称呼，我不曾考证，但这显然是带有歧视性色彩的称呼。至于口臭的问题，可以说人人有之，只是轻重不同，时有时无罢了。我所学的专业为科技史，对于医学常识也有兴趣，所以对这些问题就有了一些不同的看法，尤其是借助文化人类学的分析视角，可以发现其实很多社会现象本身可能并不那么严重，人们之所以厌恶、畏惧，多与它们所代表的文化象征意义有关。

当“隐疾”这个概念形成之后，我便从医学的角度来梳理哪些疾病可被划归这一范畴。通过筛选后，我最终确定了本书所要讨论的“隐疾”主要包括腋气、性病、口气、脚气病这四个类别。当然还有许多属于“隐疾”范畴的疾病，我并未纳入书中一并讨论，主要原因有二：一是这是一本文化史的小书，并非医学史，故对讨论对象的选择，我遵循的是典型性、代表性的原则，不求大而全；二是作为一本文化史的著作，即便体量如此之小，也需要有资料作为支撑，选取有代表性且不雷同的史料并非易事，有些隐疾并没有足够的史料作为支撑，我也只有放弃。

从确定写作计划到完成初稿，我前后用了两年多的时间，这期间我博士毕业，来到工作单位。写作这本小书的过程非常愉快，从中我也学习到了很多东西，除掌握了一些新知识之外，更重要的是对我们现有文化模式有了不同的看法。美国知名女作家苏珊·桑塔格《疾病的隐喻》一书对我启发甚大。作者从身患癌症的经历中体会到，社会文化强加给疾病的隐喻之于患者治疗的负面影响。因此，她强烈呼吁要消除“疾病的隐喻”。对此我深以为然。随着科学技术的进步，如今人类对于疾病的治疗手段更为多样，过去要命的疾病，如今可轻易治愈。这是科技进步带给人类的福祉。不过人类到底该以何种态度来与疾病相处呢？在今天的文化中，我们经常听到的口号是“战胜疾病”“疾病像弹簧，你弱它就强”“消灭疾病”等。人类真的能“战胜”所有疾病吗？答案是不能。因为疾病就是人类本身。所以一些哲学家、医学家才呼吁人们要改变原有的疾病观念，或许“共生”“共存”才是我们与某些疾病长久的相处之道。当然对于可以治愈的疾病，它仅仅是疾病而已，树立正确的疾病观去治疗它就可以了。

这本书得以完成，离不开对学界许多优秀成果的参考，如廖育群先生、范家伟先生对于脚气病史的研究，张田生先生对于清代隐疾治疗的研究，李晓军先生对于中国人刷牙历史的研究，巫仁恕先生、金武山先生对于宋代、明代士人与妓女关系的研究等。他们的研究成果为我的写作提供了非常多的启发，在此一并致谢。因本书不属于任何课题项目成果，也无经费支持出版，但出于个人的一种执念，仍想将其付梓。所以从写作伊始，我便尝试联系过多家出版社，询问其是否可给予出版资助，最终因为书的定位与市场需求有所偏差而未成。即便如此，我仍然要感谢帮助过我的各位编辑老师，中信出版社的王佳碧女士、中国科学出版社的耿雪女士，以及师姐陈沐博士，尤其是四川大学出版社的高庆梅女士，正是因为她的认可与帮助才使得本书最终得以出版。

最后我再次申明，本书不是一本医学史而是文化史，我要考察的是在中国传统文化背景下，人们治疗隐疾的技术手段，传统疾病观对隐疾治疗的影响等问题，并倡导人们树立一种更为恰当的疾病观。

陈桂权

2019 **年** 1 **月** 22 **日于四川平武县坝子家中**

目　录

01

关于“隐疾”

你对患有狐臭的人生气吗？你对患有口臭的人生气吗？你怎样善待这一麻烦呢？他有这样一张口，他有这样一个腋窝，这种气味来自这些东西是很自然的。——但据说他有理性，如果他用心想一下，他能发现他为什么冒犯了别人。——我希望你满意你的发现，那么好，你也有理性，用你的理性能力来刺激他的理性能力，向他指明他的错处，劝诫他吧。因为如果他肯听，你将医治他，但没有必要生气。

——马可·奥勒留·安东尼《沉思录》

古罗马皇帝马可·奥勒留·安东尼用理性告诉我们，在现实生活中应该如何对待有“狐臭”“口臭”这类“隐疾”的人。人作为一种社会动物，在交往过程中会充分调动全身观感系统来探知对方，所谓“眼、耳、鼻、舌、身、意”是也，即视觉、听觉、嗅觉、味觉乃至触觉。但凡人与人之间能相互吸引，进而交往下去，他们总会有共同之处。俗语云："臭味相投便称知己。"但是，作为个体的人，因为人种、体质、饮食习惯等因素的不同，身上散发出来的味道也有所差异。对于嗅觉敏感者而言，通过辨别人体的味道就可识别每个人。美国电影《闻香识女人》中的主人公双目失明，他就是通过辨别气味来认人的。就气味而言，我们从性质上可将其分为平和性气味与刺激性气味两大类。平和性气味有清香及各种鲜香；刺激性气味有臭、酸、涩、腥、膻等。就我们人体而言，不同的人或同一人在不同生理状态下会发出不同的气味。这些气味就充当了我们识别、判断人体状态的标志之一，比如酸味可能是出汗，异臭味可能是身体有某种疾患带来的，等等。人体的很多"隐疾"就是通过自身散发出的气味表现出来的。

所谓"隐疾"，按照字面意思理解，就是隐藏的疾患。需要指出的是，这种"隐藏"又有有意与无意之分。有意隐藏是患者自知，因惧怕别人知道而故意为之；无意隐藏是连患者本身也未察觉到。通过"读秀"学术搜索工具分门别类的比较，我们发现"隐疾"的上位词是“难言之隐”，同义词是“暗病”，下位词是“性病”。也就是说，在现在的用语习惯中，“隐疾”多指性病。在对“隐疾”做一番史源学的考察后，我们知道这个词在古代所指内容更广，但凡涉及隐私或难言之隐的病症，抑或是表征不明显的病症、问题都可用“隐疾”来指代。为了明确本书的研究对象，下面我将对“隐疾”这个词语的含义做一概要性的考察。当涉及人们对于“隐疾”的态度时，又需要将其与中国人对于疾病的认知相互勾连起来进行说明。因此，可能某些论述有些令人索然乏味，但这又必不可少。

一、“隐”与“疾”

在汉语用法中，“隐”字的基本含义有藏、匿、蔽，常与“忌”“讳”“避”“私”等词组合使用。《荀子·致仕》：“隐忌雍蔽之人，君子不近。”又《荀子·成相》：“隐讳疾贤，良由奸诈，鲜无灾。”在这里，“隐”与“疾”出现在同一成语中，只是两字均作动词。另外，“隐”可作“痛苦、疾苦”之意，《国语》“勤恤民隐而除其害也”，意思是国君要经常体恤民间疾苦，消除那些危害百姓的弊政。可见“隐”字本身就含有“不好”的意思。之所以要“隐”，自当是有不愿或不便公之于众的缘由。

“疾”字本为会意字，其甲骨文写法形如一个人被箭射伤的样子，段玉裁《说文解字注》解释：“矢能伤人，矢之去甚速，故从矢会意。”“疾”的本义是指箭伤，后衍生出病、痛苦、憎恶之意。而今，我们经常使用的是其与生病相关的义项，“疾病”即此。在古人的用法中，“疾”与“病”还有区别。疾的原义为受伤，多指外伤或小患；病则多表示身体已经呈现出某种不正常的状态，形容病情较重。从扁鹊见蔡桓公的故事中，我们可以认识到“疾”与“病”二字在表意程度上的差别。当扁鹊初见蔡桓公时，他说“君有疾在腠理，不治将恐深”。这时桓公毫无病征，只有良医才能治病于未发之先。故他用了“疾”字，可桓公的回答是“寡人无疾”。十日后，扁鹊再见桓公时，他就是用“病”字来形容蔡桓公身体所存在的问题了：“君之病在肌肤，不治将益深。”桓公又不信。最后，病情逐步发展，终到无药可救的地步，蔡桓公也一命呜呼了。

在对“隐”与“疾”二字的含义做基本说明后，便可引出本书要讨论的主题——“隐疾”了。

二、隐疾的含义

“隐疾”一词见于《礼记·曲礼》，其云：“名子者，不以国，不以日月，不以隐疾，不以山川。”意思是按照礼的要求，不能以国家、日月、隐私处的疾患以及山川作为孩子的名字。东汉郑玄注解：“隐疾，衣中之疾也。谓若黑臀、黑肱矣。疾在外者，虽不得言，尚可指擿。此则无时可辟，俗语云：‘隐疾难为医。’”这里“黑臀”“黑肱”是两个人名。“黑臀”是晋成公的名字。据说成公之母“梦神规其臀以墨。故名之曰黑臀”。“黑肱”是楚国公子，名郏黑肱。臀与肱是人体的一部分，黑臀（黑屁股）、黑肱（黑胳膊），在古人看来显然是身体的该部分有了疾患。在古代，凡衣服遮掩的部分均属于隐私范畴，这些地方有了疾患就称为隐疾。在儒家看来，以隐疾之名作为人名是不合礼制的。所以，孔子才会明确指出“名子者……不以隐疾”。唐代孔颖达又进一步解释“隐疾”是“体上幽隐之处疾病”。也就是说，但凡发于人体隐私处的疾病，均可称为隐疾。

隐疾通常具有两个基本特点：其一，患于隐私处，所谓“衣中之疾”；其二，患者羞于启齿。清人姚炳《诗识名解》：“人有隐疾，备极痛苦，不能告人者，故谓之癙忧。”这里的“癙”是会意字，表“鼠伏兽，病而忧在穴内，人所不知”。癙所指病症有二：一是因忧郁所致的疾病，现代称忧郁症，《诗经·正月》：“癙忧以痒。”一是指瘘病。[①] 此精神疾病与瘘病也算作隐疾。另外，男科、妇科以及性病更是人人所隐晦的疾病。[②] 故，后来但凡提起“隐疾”二字，恐怕人们首先想到的就是性病。另外，如狐臭、口臭、阳痿等在中国文化中也被视为隐疾。

综上，本书将选取狐臭、性病、口臭、脚气等几个具有典型性的“隐疾”作为讨论对象，主要讲述这些隐疾给人们带来的困扰，以及社会看待它们的态度与应对

① 《曹氏病源·瘘病诸候》称瘘病常有九种情况：“狼瘘、鼠瘘、蝼蛄瘘、峰瘘、蚍蜉瘘、蛴螬瘘、浮蛆瘘、瘰疬瘘、转脉瘘。”

② 马冠群《医悟》卷十“妇人隐疾”：“妇人隐疾，前阴诸疾也。有阴肿、阴痒、阴疮、阴挺下脱，或如菌、如蛇、如带、如鸡冠，见症虽多。”

的措施。本书的主题或属于医学史范畴，但我并不打算对隐疾做太多病理上的分析与内史范畴的研究。我将从社会文化史的角度来考察“隐疾”，更准确地说是考察“隐疾患者”在生活中所面临的问题，并分析传统文化观念中有哪些因素在影响着人们对隐疾的看法以及对疾病的治疗。

在进入正题之前，我先声明本书所选取的“隐疾”主要是基于社会的普遍认识，对于这种看法正确与否，此处暂不评论。把它们放到这样一种文化背景下考察，是学术层面的研究，绝不带有任何个人偏见与歧视成分，特此说明。

三、 中国人的疾病观

疾病观是指人们对疾病的看法，包括医生从其专业角度对病因的分析及普通大众对患病的态度。前者属于医学专业范畴，后者是社会心理学的范畴。当然，在实际情况中，医学理论对病因的认识与分析也会影响到大众对于疾病的看法。不过，从非专业角度而言，普通人对于疾病的认识更多的是与患病给他在社会上带来的影响相关，他们很少会去关注疾病是怎样发生及如何治疗的。在专业知识极度有限的古代社会环境下，医学知识被牢牢地掌握在能识文断字的大夫们手中。

关于疾病的成因，除了中医学理论有一套完备的解释外，其余各派学说都有自己的说法，这里我并不打算分述。从大众心理学的角度来看，普通民众对于疾病的态度是忌讳、惧怕，甚至对患病的人也持歧视态度。当然，这恐怕是人类的一种普遍心态，正如西方中世纪对精神病患者的社会隔离与摧残，在那个大禁闭时代，人们根本不把精神病患者当人来看待。而当人患有某种疾病时，其心理状态通常又会有一个由最初的不愿正视、怀疑，到努力寻求各种治疗，再到最终的治愈或者被疾病吞噬生命这样一个变化过程。从个人角度来看，患者的身心通常会有以上的状态。从社会层面考察，我们会发现社会对人体的疾病存在着诸多偏见、歧视，甚至是过度的担忧，又会进一步给病患们带去心理负担与脱离社会的落寞。

中国人对于疾病，尤其是对于本书所要讨论的这些隐疾，总体上说是持一种“讳莫如深”的态度，患者本身会因此而产生羞耻感。他者对于患此疾病的人，多少有些疏远，甚至是歧视。不过，我们不能武断地责备社会对于某些隐疾的歧视，毕竟人类社会是群体的社会，每个人的举止言行、身上散发的气味、体内排出的废物，都会直接或间接地影响到别人。

人们对于疾病的恐惧与憎恶，既源于健康时人体机能处于最佳状态所带来的那种愉悦感的一去不复返，也跟患病后个人与社会群体难以协同有直接关系。前者与后者也是密切相关的。尤其是在医疗条件落后的社会中，人一旦患病就意味着他暂时失去了劳动能力、社交能力，甚至有时是永久地失去了在社交圈中的基本权利。此外，社会文化往往会对一些疾病赋予非病理层面的意义，进而产生一个“污名化”的过程。社会学家戈夫曼将“污名”定义为个人所拥有的、与他人不同的、令人不愉快的特征，被污名化的人就是在社会意义上被降格的、有污点的人，受到社会的排斥与贬低。[①] 在凉

① 见高一飞：《疾病污名与身份污名的交互》，《云南民族大学学报（哲学社会科学版）》2014 年第 4 期，第 26 页。

山诺苏社会中，关乎疾病的污名，最严重的有三类：麻风、肺结核、狐臭。诺苏人的病因论认定这三种疾病具有“遗传性”，故而与这些病患结婚被视为大忌。他们这样做是为了避免这些疾病通过婚姻生殖在家族之内传开。诺苏人不仅歧视这三类病患，病患的家人或朋友即使身体健康，也会遭受“连带污名”。[①] 在众多疾病之中，传染性疾病最容易被污名化。人们之所以会如此对待这类疾病，还是源于自身隔离心理的作用。与其了解，不如远离，这是最直接的应对方式。当社会上的多数人对患某类疾病的人群刻意疏远的时候，污名化的过程也就完成了。

如何除去疾病的污名？首先，要增进公众对于疾病本身的认知，只有了解之后，才能正确认识这个问题。比如，当多数人知道腋气重是汗腺过于发达引起，且可以通过手术治愈，而非种族、家风之类引起时，就自然会正确认知这个问题了。有腋气者知道原因所在，也可

---

① 刘绍华：《我的凉山兄弟》，北京：中央编译出版社 2015 年版，第 232 页。

寻找到正确的治疗途径，早日治愈。其次，必须从文化中除去影响疾病治疗的认知因素，某些文化认为人生病是道德因素引起的。从疾病治疗的角度来看，这种观念并不正确。它会给患者带去更大的心理压力，并赋予疾病某些隐喻色彩。所以，美国作家苏珊·桑塔格才说："疾病本身就是疾病，它不应该被赋予额外的东西，也不应该将它看作具有什么象征意味。"只有将疾病从这些文化意义中剥离出来，回归疾病本身，才能更加有利于治疗。最后，就患者本身而言，做好预防与治疗工作，尽量减少对周围人的影响，也是一种文明与负责任的表现，这样也会有助于改变周围人对于此类疾病的认识。

02

身体之疾与文化之病：狐臭与胡臭

在小说《围城》中，作者钱锺书对书中人物沈太太身上的味道有一段比较尖刻但又不失文化内涵的描述：

> 沈太太身上有一股味道，文言里的雅称跟古罗马成语都借羊来比喻："愠羝"。这暖烘烘的味道，掺了脂粉和花香，熏得方鸿渐要泛胃，又不好意思抽烟解秽。心里想这真是从法国新回来的女人，把巴黎大菜场的"臭味交响曲"都带来中国来了。自己在巴黎从没碰见过她，今天避免不了，可见巴黎大而天下小。[①]

方鸿渐所闻到的沈太太身上散发的气味，其实就是"狐臭"，又名"腋气""体气"。在中国古代，狐臭还有

---

① 钱锺书：《围城》，北京：人民文学出版社 1980 年版，第 56 页。

一个雅称叫“愠羝”。

一、范大娘子“微愠羝”

关于“愠羝”这个说法，在文献中最早所见或是唐朝崔令钦所写的《教坊记》。这是一部描写唐代长安城教坊风情的书，读者在里面可以看到彼时长安城烟花柳巷的风情，体味一下时人寻欢消遣的做派。书中也记载了不少才貌并举的女子。如白居易在《琵琶行》中称赞那位“犹抱琵琶半遮面”的女子是“名属教坊第一部”。古代的教坊是宫廷乐妓的汇集地。唐代开始设立教坊司直接管理宫廷乐妓，主要负责训练她们的音乐、舞蹈技能以及演出的安排。

崔令钦在《教坊记》中从多个侧面描绘了唐代教坊的风情与佚闻，我们选取其中较有代表性的两段文字，从中来看看当时教坊中女子们的生活状态。

其一，教坊中的女子有结拜的风俗，结拜后，女子间以“兄弟”相称，待其嫁人后，反称其丈夫为“妇”“嫂”。《教坊记》载：“坊中诸女，以气类相似，约为香火兄弟。每多至十四五人，少不下八九辈，有儿郎聘之者，辄被以妇人名号。即所聘者，兄见呼为新妇，弟见呼为嫂也。……儿郎既聘一女，其香火兄弟，多相奔，云学突厥法，又云我兄弟相怜爱，欲得尝其妇也。主者知，亦不妒他，香火即不通。”

其二，民间称那些卖妻的人为“五奴”，其典故出处便是《教坊记》中“苏五奴卖妻”的故事。“苏五奴妻张少娘善歌舞，有邀迎者，五奴辄随之前。人欲得其速醉，多劝酒，五奴曰：‘但多与我钱，喫䭔[①]子亦醉，不烦酒也。’今呼鬻妻者为五奴，自苏始。”这段文字的意思是，苏五奴的妻子张少娘能歌善舞，亦有姿色，故经常被人邀请去表演。等到表演后，那些人想借酒灌醉张少娘，以行不轨之事。同行的苏五奴，见此情形不但不加阻拦，反而直接对这些人说，要想张少娘醉，只要多给自己钱，即便是吃麻团也能让她醉。言下之意就

---

① “䭔”，《现代汉语词典》：“古代的一种蒸饼，一般认为是今天的馒头或包子。”《玉篇》中记载：“蜀人呼蒸饼为䭔。”也有一说指煎堆这种食品。初唐诗人王梵志有诗云：“贪他油煮䭔，爱若波罗蜜。”煎䭔，江浙地区称麻球，华北地区称麻团，中国东北地区地区称麻团，海南称珍袋，广西称油堆，台湾称“芝麻球”，是中国油炸面食的一种，由于流行于广东地区，因此也是广东油器的一种。饮䭔亦醉，又称面醉，形容一个人贪财、不知廉耻。

是，只要给他钱，就能出卖妻子以满足这些人的欲望。后来，民间将那些卖妻的不肖者称为“五奴”，其实就是对苏五奴之流的蔑视。一个“五奴”的称呼永远将此贪财无情之辈钉在了历史文化的耻辱柱上。

以上两则故事只是唐代教坊中女子生活状况的概略描述。教坊中女子的身份属于艺妓。在当时，“艺妓是一种正当职业，在社会中得到认可，并没有什么不光彩。她们不但不受任何社会资格问题的限制，而且每个城市都以她们为荣，她们还经常出现在一切公开的庆祝活动中。每个艺妓在才艺、姿色方面均有所长，她们的最终目标是被一个爱她的男人赎出，但那些找不到丈夫的艺妓照例也得由教坊养起来，当她们年老色衰不能接客时，便留在妓院中，靠教授年轻姑娘音乐、舞蹈为生”①。

在《教坊记》中，作者记载了一位范大娘子，她“亦是竿木家，开元二十一年（公元 733 年）出内，有

① 高罗佩：《中国古代房内考：中国古代的性与社会》，李零等译，上海：上海人民出版社 1989 年版，第 237 页。

姿媚而微愠羝”。注释中称“愠羝谓腋气也”。竿木是古代艺人表演技艺时使用的长竿，“竿木家”则指代以表演为生的家庭。这位范大娘子因有表演才能，被招入教坊，除此而外，她身上还带有“愠羝”之气。文献中并未记载看客对于范大娘子身上腋气的反应。不过，我们从“微愠羝”这三个字上判断，她的腋气似不太浓重，故而对她以及周围的人并无太大影响。

五代时，有个少数民族词人李珣就因身上浓重的腋气遭到好友的嘲笑。李珣的作品在《花间集》《尊前集》中均有留存。关于他的生平事迹，后蜀何光远在《鉴诫录》中有所记述，说他“字德润，本蜀中土生波斯也。少小苦心，屡称宾贡。所吟诗句，往往动人。尹校书鹗者，锦城烟月之士也，与李生常为善友，遽因戏遇嘲之，李生文章扫地而尽。诗曰：‘异域从来不乱常，李波斯强学文章。假饶折得东堂桂，胡臭熏来也不香’”。显然，这位词人李珣身上也有狐臭，故招来“损友”尹鹗的调侃。

宋代时，士大夫流行豢养家妓，这些家妓属于士大夫的私人财产，他们可以凭自己的喜好决定其命运。在日常生活中，家妓的主要职责除了服侍主人外，便是招待宾客。若家妓有腋气，想必会给客人带去不小的烦恼。在宋人邢俊臣的《临江仙》词中，我们就可以看到这样的例子。邢俊臣的《临江仙》六则中有一则名为“妓有体气”，其云：“酥胸露出白皑皑。遥知不是雪，为有暗香来。”若不知此词是针对“妓有体气”而作，我们怎么也想不到邢俊臣缘何要用这样两句来形容妓女。这个邢俊臣出身外戚之家，涉猎文史，通唐律五言千首，多俚俗语，性滑稽，喜嘲咏，常出入宫廷之中。他善作《临江仙》词，章末必用唐律两句为戏谑之语，以博时人一笑。这则“妓有体气”的末尾便引王安石五言律诗《梅花》中的最后两句，以嘲讽有腋气的妓女。据说，邢俊臣作这则词的背景是，太守王巙闻其名，便在家中宴请邢俊臣，席间有妓秀美而肌白如玉雪，但颇有腋气，令人难以靠近。当王巙令这名家妓向邢俊臣乞词的时候，他便在词末作了“酥胸露出白皑皑。遥知不是雪，为有暗香来”之句，既称赞了这名家妓雪白的肌肤，又诙谐地调侃了她身上的体气。

浓重的腋气虽不是什么病症，但毕竟令人难以招架。不过，在人际交往中，我们总会相互顾忌对方的颜面，这既是马斯洛所说的“被尊重的需要”的表现之一，也是中国熟人社会中不愿意得罪人的表现。王蘧家妓的腋气被邢俊臣调侃一番，那是因为她出身卑微，若是位高权重者有腋气呢？恐怕周遭的人也只能默默忍受，或者借故走掉。左宗棠的例子恰好能说明这种情况。左宗棠是晚清重臣，他的一生经历了太平天国运动、洋务运动、平定西北叛乱等重大历史事件，为维护国家统一做出了重要的贡献。这样一位有着传奇色彩的历史名人，也曾因身上浓重的腋气，熏得一起议事的同僚们苦不堪言，就连慈禧太后也招架不住了。据《眉庐丛话》记载：“左文襄体貌魁梧，丰于肌，腋气颇重。某年述职入都，两宫召对，文襄陈奏西北军务情形及善后方略，缕析条分，为时过久。值庚伏景炎，兼衣冠束缚，汗出如沉，仅隔垂帘，殊蒸腾不可耐。语次，玉音谓：‘左大臣殊劳苦，宜稍憩息。未尽之意，可告军机王大臣。’随命内监扶掖之。文襄不得已，退出，意极愤懑，谓：‘身为大臣，乃不见容倾吐胸臆。’而不知其别有所为也。”[①]

这段文字的大意是说，左宗棠身强体壮但腋气颇重。某年的一天，他进宫奏报西北军情以及平叛善后事宜。左宗棠讲到自己的业务，便来了劲，逐一详细地分析。应该说，这样一份详尽的报告对于统治者来说是最需要的。只是，由于当时正值盛夏，左大人的奏报时间又太长。大汗淋漓后，他身上的味道更加浓重，让垂帘后面的慈禧太后都受不了了，只好命他停止汇报，将尚未奏完的事情择日告诉军机大臣王文韶。慈禧随后便命令左右太监将左宗棠搀扶起来。左宗棠不得不退了出来。事后，他还抱怨道，自己身为大臣连话都不能说完。当然，他并不知道慈禧撵他出来是因为他身上的狐臭。

二、腋气的困扰与禁忌

在日常交往中遇到体味过重的人，我们还可以选择

① 况周颐：《眉庐丛话》，《民国笔记小说大观》本（第一辑），太原：山西古籍出版社 1995 年版，第 38 页。

性地回避。但是，若是自己的家人中有人腋气太重，恐怕就难以回避。因此，在一些地方的婚俗中对于狐臭有明确的禁忌。我们先用一则民间传说来说明婚俗中对于狐臭的禁忌。

唐太宗时期，与吐蕃和亲是一件重大的历史事件。和亲的文成公主也成了沟通汉唐与吐蕃的和平使者，并促进了两国的文化交流。这是我国多民族交流史上广为流传的佳话。当时，文成公主入藏后并没有直接见到松赞干布，而是在域龙地区等待了三年。其间缘由主要是因为松赞干布远征未归。历史事实如此，而民间传说却结合许多有趣的话题，将这件事又衍生出一段曲折的故事。在西藏工布摩崖碑刻中，记载了一则关于"文成公主"进藏的传说：

> 汉妃公主来到域龙滞留已过三年，
> 她带来的"黑白五谷"播种已过三年；
> 三年过后才拜识赞普的御貌真颜，
> 三年过后才消受公主的温柔蜜甜。

据说“文成公主来到域龙地区后住了下来，等候松赞干布前来迎亲，并且派了一个叫轮布噶瓦的人去迎接赞普。噶瓦这个人本来就对文成公主有不满情绪。所以，当松赞干布问及公主容貌时，噶瓦就说文成公主有狐臭，赞普大生疑惑，抵达域龙后，噶瓦又使人暗告公主，说赞普塌鼻，面貌丑陋。在迎亲大典上，赞普用袍袖捂鼻以避公主腋气，而公主则认为赞普捂鼻子的动作是为了掩饰塌鼻的容貌，于是痛哭不前，未成大礼。赞普去后，公主遂留在域龙。文成公主教人民引水灌溉，改撒播为条播，并把带来的青稞、豌豆、荞麦、小麦、油菜子等‘黑白五谷’在当地播种，每日临江理妆，望着东去的波涛寄托思亲怀乡之情。这样过了三年，噶瓦因罪获遣，这才揭穿了他的谎言，赞普再到域龙迎亲，举行了隆重的婚礼。人们载歌载舞，演戏庆祝，赞普与公主一同回到拉萨团聚”①。

对于这则民间传说，我们需要注意的是其中涉及的

① 《西藏社会历史调查资料丛刊》编辑组：《藏族社会历史调查四》，北京：民族出版社 2009 年版，第 117～118 页。

与有狐臭者结婚的忌讳。应该说，这种忌讳在很多地方是存在的。也正是因为民间存在这样一种忌讳，所以为百姓解释历史故事提供了文化元素。在古代，男女结婚奉行的是父母之命、媒妁之言，婚姻双方在入洞房前能见到对方面貌者是不多的。这样一来，若一方有什么生理缺陷，或患有疾病，另一方就难以得知。这种情况最容易发生在女性身上，通常是男子患病，时日无多，家人为传宗接代，便花钱寻下一门亲事，女方要么是出身寒微，要么是家庭深陷困境急需一笔救急银子，只得应下亲事。待到女子嫁入夫家后，方知自己的丈夫已是行将就木之人。于是，一出又一出的个人悲剧就这样上演了。不过，若丈夫品行端正，即便是身体上有所缺陷，凭着勤劳与能干，夫妻照样可以过上美满的小日子。这样的例子无论是在历史故事中，还是在现实生活里，都不鲜见。

上述我们所说的都是一些明显的身体缺陷或者疾病，若婚前能够见上面，稍加留意便可察觉。但是一些隐疾，比如狐臭、性功能障碍等，就难以察觉了。等婚后两人一起生活才能知道这些隐疾。一方若有此类隐疾，势必在心理上会觉得对另一方有所亏欠，于是便会从别的方面来弥补。清代的小说家吴趼人在其代表作《二十年目睹之怪现状》中就给我们讲述了这样的一个故事。书中《良夫人毒打亲家母　承舅爷巧赚朱博如》中讲述了浪荡子龙光，因不满老爹苟才不允其纳妾，进而与妻舅承辉串谋、害死苟才的故事。龙光纳妾的理由便是妻有狐臭：

原来龙光的老婆是南京驻防旗人，老子是个安徽候补府经历。因为当日苟才把寡媳送与上司，以谋求差缺，人人共知，声名洋溢，相当的人家都不肯和他对亲，才定了这头亲事。谁知道这个姑娘有个隐疾，是害狐臭的，所以龙光与他不甚相得，虽不曾反目，却是恩义极淡的。倒是一个妻舅，名叫承辉的，与龙光十分相得，把他留在公馆里，另外替他打扫一间书房，郎舅两个终日在一处私闹，常常不回卧室歇息，就在书房抵足。龙光因为不喜欢这个老婆，便想纳妾。却也不奇怪，他的老婆听说他要纳妾，非但并不阻挡，并且竭力怂恿。也不知他是生性不妒呢，还是自惭形秽，或别有会心，那就不得而知了。[①]

妻子的狐臭直接影响到二人的婚姻生活，导致后来龙光以此为借口纳妾。其妻因自己身上的腋气，也觉有愧于龙光，故而才竭力怂恿丈夫纳妾，以博得些许好感。

长期以来，我们对狐臭的认识不清，认为它是一种疾病且具有传染性。这种认识的直接后果是影响有狐臭者，甚至其家族与别的家族缔结婚姻。我国各地婚俗中多有与有狐臭者结婚的禁忌。凉山诺苏人认为狐臭是有遗传性的，因而与这些“病患”结婚被视为大忌，以避免这些疾病通过婚姻生殖在家族内部传开。在河南的一些地区，狐臭又被称为“门病”，有狐臭者被认为是门第不清所致，而门第清白是结亲的重要条件。[②] 清末，位于山西太原北郊向阳镇的人在与人结亲时，事先必盘

① 吴趼人：《二十年目睹之怪现状》，上海：上海古籍出版社2011年版，第593页。

② 《孟县志》编纂委员会：《孟县志》，西安：陕西人民出版社1991年版，第525页。

根问底对方有没有狐臭。[1] 江苏海州的婚俗中定亲有三讲究，其中之一便是讲究“袖风”“门风”，袖风就是指有无狐臭。[2] 以前成都的做法更为直接：婚前，男方托人到女方家中去看门户，其中一项重要的内容就是把待嫁女子叫到身边来坐一坐，目的是闻闻她有没有狐臭。[3]

可以说，狐臭影响了不少人的婚姻生活，许多有情人因为一方有此隐疾，最终遭到家人反对，只落得劳燕分飞的结局，即便有少数感情笃定又富有反抗精神的情侣坚持结合在一起，最终也与家人断绝往来。20 世纪 80 年代末，在河南巩义县的一个山村，有一对相爱的男女就因为女方家有“门病”（狐臭）而遭到男方父母的坚决反对。男方是退伍军人，思想解放，能正确认识狐臭，所以他坚持要与女方成婚。最后的结果是男方父

---

① 太原市北郊向阳镇人民政府：《向阳镇志》，1998 年自印本，第 366 页。

② 连云港海州区地方志编纂委员会：《海州区志》，北京：方志出版社 1999 年版，第 384 页。

③ 龙在天：《“包办婚姻”的仪节》，《龙门阵》，第 7—12 合期，成都：四川人民出版社 1983 年版，第 83 页。

母与儿子断绝往来，还到女方家中大闹一场。该文的编者在文末附了如下一段话：

> 编发此稿时，我们又收到洛宁县一男青年寄来的夹有三根鸡毛的求救急信，因为狐臭，他正在演着与本文主人公相似的爱情悲剧！狐臭不是不治之症，只要在腋下作个小手术即可根除，并不在我国《婚姻法》第六条规定禁止结婚的疾病之列。以陈规旧俗，干涉他人婚姻自由，是违反《婚姻法》的行为，希望那糊涂的父母猛醒，切莫干出棒打鸳鸯的蠢事。[1]

从中我们能更直观地看到在一些地区的婚俗中狐臭是大忌这一事实。虽然正如编者所言，我国《婚姻法》中并未将狐臭列入禁止结婚的疾病之列，但是受传统疾病观的影响，以及各地风俗与日常生活中造成的不便等多重因素的限制，在一些地区狐臭仍然是结婚的禁忌。

---

① 呼啸：《狐臭引起的婚姻风波》，《司法》1988 年第 9 期，第 25 页。

这样的偏见会给当事人的婚姻生活造成不小的困扰。民间习俗与国家法律出现相违背的情况。以科学的观点来看，狐臭并不算疾病，但为什么有些地方忌讳与狐臭患者结婚呢？这就与传统医学理论对狐臭的认识有关了。孙思邈认为，得狐臭有天生与传染两种途径。[①] 现代医学已经证明狐臭不具有传染性，即便是皮肤接触也不会传染对方，只是它有遗传性。因而，一些地方称狐臭为“门病”“臭骨头”。作为动物的一种，人在繁衍后代时，自然也会尽可能地选择优良、健康的基因。故从这方面来看，我们便不难理解上述地区在婚俗中对于狐臭的禁忌了。只是，狐臭是可以医治的，尤其是现代医学技术发达后，治疗已不是难事，并且狐臭也并非百分之百地遗传，这与民族、人种都有关系。所以，现代社会若再将狐臭纳入婚姻禁忌，实不应该。

在我国传统社会，除婚姻对于狐臭有禁忌外，还有一些特殊的情况也将狐臭者列入禁忌的行列。例如在一

---

① 孙思邈：《备急千金要方》，北京：华夏出版社 1993 年版，346 页。（“天生臭者难治，为人所染者易治。”）

些祭祀、祈祷等仪式性活动中，要求参与者的身体洁净、没有污秽之气。另外，如若人的身体处于异常状态，比如受伤或小孩出疹子时也需要避免接触各种秽气，狐臭之气也在禁止接触的行列中。《松漠纪闻》中记载，洪皓过河阴（今山西山阴县东南），主簿出城迎接，见他袍服之上用线系着一槐树枝。主簿觉得奇怪，便问洪皓为何如此。洪皓告诉他，因为自己押运军饷耽误了时期，被施以柳条鞭挞之刑罚，如今创伤还未痊愈，担心被腋气所感染，故而带槐以避之。《古人养儿法》中十分强调小儿在出痘症时的清洁卫生，尤忌接触各种晦气，其中便有狐臭、腋气。如果触犯这些忌讳，"轻痘变重，重痘变危，深为可虑"。在从事诸如琴棋书画等一些雅事的时候，也有适宜与不适宜的要求。比如明代琴学家杨表正在《琴谱合璧大全》中就列出了十四种不宜弹琴的情况，即"风雷阴雨，日月交融，在司法中，在市尘，对夷狄，对俗子，对商贾，对娼妓，酒醉后，夜事后，毁形异服，腋气臊臭，不盥手漱口，鼓动喧嚷"。可见有腋气者在一些重大社交活动与情趣雅致的聚会表演中，存在诸多困扰与禁忌。

总之，狐臭给人在生活中造成困扰，正如宋代名医陈言所讲：“狐臭与漏腋虽不害人性命，而害人身。奉亲事君乃至郊游皆非所宜，修身之士务为清洁，或得此患，不可不思有以去之。”①

三、体香的吸引与追捧

就人的动物性而言，体味与性吸引有密切关系。嗅觉是影响性选择的重要因素之一。《性心理学》中说：“气味既能控制人类的情感生活，同时又为它服务。在文明社会中，气味所引起的原始的联想已趋于消散；然而同时，嗅觉所具有的唤起想象的功能却大为加强，而且人与人之间的个性差别也表现在这个方面。”② 也就是说，同样的气味对于不同的人而言，可能喜好就有所差别。有人觉得臭的气味，也有人喜欢闻。同一种气味有人觉得香气扑鼻，也会有人认为臭气熏天。

在众多气味中，香与臭对于神经系统有强烈的刺

---

① 陈言：《三因极一病症方论》卷十六“狐臭与漏腋证治”。

② 哈夫洛克·埃利斯：《性心理学》，南京：译林出版社 2014 年版，第 48 页。

激。像许多别的刺激一样，在相当的限度以内，这种刺激可以增加活力，但过了度就会使人精神疲乏。这种疲乏的结果可能是习惯，从而降低了嗅觉对其的辨识度。如果说人体的腋气是令大多数人避之不及的，那么体香则可能是令人趋之若鹜的。从本质上看，体香与体臭都是性吸引的一种方式，只不过可能喜好香气的人要更多些。上节中我们分析了狐臭在人际交往中给人们带来的困扰，本节我们来看看体香所带来的性吸引。

据文献记载，历史上有不少女性身有异香。凭着自身的体香，这类女子博得了男性的好感，尤其是获得了帝王的宠幸。汉成帝时，备受宠幸的赵飞燕就有体香。鸿嘉三年（公元前 18 年），赵飞燕进宫后，贵倾后宫，受宠备至，成帝因她而冷落别的妃子。为此，众多妃子也各尽奇招以吸引皇帝的关注。后宫之主许皇后听说成帝之所以喜欢赵飞燕，是因为她身上有种奇异的香味。于是，皇后想尽办法使自己也有体香。《赵飞燕外传》记："后沐五蕴七香，踞通香沉水坐，潦降神百蕴香，傅露华百英粉。"即便如此，许后也难敌飞燕自带的天然体香，成帝说："后虽有异香，不如婕妤好体自香。"[①]《赵飞燕外传》为伪书，书中记载的这一故事自然也是后人附会，只是这种附会的背后显然隐藏着一种文化逻辑。正所谓"楚王好细腰，宫女多饿死"，后宫中的女子为获得皇帝的宠幸，会无所不用其极地投皇帝之所好，以争取出头之日。

历史对于隋炀帝的评价向来很低，正史称其为暴君，野史中的他也是格外荒淫。《隋宫秘史》中说隋炀帝有喜闻狐腋臭的癖好。据说："十六院中某夫人患此，百治不效。炀帝知之，常临其院，以为胜于芝兰之香。萧后常指而笑之，曰：陛下真逐臭之夫也。由是后宫之有狐臭者，日望炀帝之临幸，甚至未有斯疾者，赂太医市其类于狐臭之药，敷于腋下。炀帝笑而谓之曰，今日何狐臭之多也。去衣而视其腋下，为之大噱。"[②] 这则史料固不可信，但是从中我们可以看到不同的人对于气

---

① 陶宗仪：《说郛三种》卷三十二，上海：上海古籍出版社2012年版，第562页。

② 修华道人：《隋宫秘史》（上册），上海：上海宏文书馆1922年版，第35页。

味的喜好也有所不同。即便是狐臭，可能在有些人的嗅觉中也会是奇特的香味。

嗜好臭气毕竟是一种怪癖，虽不乏其人，但总体上看也是寥寥。不过，对体香的追捧肯定是多数人的喜好。历史上因为体有异香而备受皇帝宠爱的人，莫过于乾隆时期的香妃。据坊间野史称，香妃是乾隆时某回部王的正妃。相传因体有异香，故得此号。乾隆帝闻而慕之，“迨后用兵回疆，授意某统帅，果生致妃，舆送京师。帝为大悦，妃既入宫，预蓄死志且欲趁机复仇，骤发不中，帝急避去，使内人诱解百端，终不为屈。帝犹眷恋，未行遣出。事闻太后，虑有意外，乃瞯帝出猎，先戒诸门禁，招妃于阶前，赐帛。妃含笑受命，帝至中途，忽有所醒，回辇视之，良久门开，而妃已气绝矣。”[①] 这是清末文人们杜撰的关于香妃的故事，后来经小说家、戏曲家的加工演绎，使得香妃的趣闻在民间得以广泛流传。关于香妃的香气，据说她“玉容未近，芳香袭人，既不是花香也不是粉香，别有一种奇芳异

① 丘炜萲：《丘菽园居士诗集》初编卷二《香妃并序》。

馥，沁人心脾”。那么，这到底是什么香气呢？有人认为其实就是狐臭。不过，这也只是一种猜测而已。关于香妃是否有体香，并未找到可靠的历史记载。但历史上确有香妃其人。据考证，香妃的原型是容妃，是新疆伊斯兰上层和卓家族的后裔。乾隆二十三年（公元 1758 年），和卓家族的一支发动叛乱，香妃的五叔协助清军平叛。第二年，香妃随即进京，入宫并被封为“和贵人”。其后，香妃一再晋升，于乾隆三十三年（公元 1768 年）被册封为“容妃”。乾隆皇帝后期没有立皇后，在众多嫔妃中，容妃位居第三，可以说是相当高的地位了。不仅如此，她在宫中也享有特殊的待遇，皇帝在饮食起居方面都会吩咐格外照顾她的民族习惯。她可以在宫中长期穿着维吾尔族的服装，保持维吾尔族的饮食习惯，宫中还专门为她设立厨役，以确保她的特殊需求。每逢赏赐，她得到的哈密瓜一类西北贡品都要多出众嫔妃许多。乾隆三十年（公元 1765 年）春，她以嫔的身份与皇后一起随乾隆下江南；后又随驾东巡，游泰山；乾隆四十三年（公元 1778 年），再陪同皇帝赴盛京祭祖。[①] 由此可以看出容妃深得乾隆帝的宠爱。或许也正因如此，才为后世文人构建香妃的故事提供了现实的基础。乾隆对于容妃的恩宠或有民族团结的考虑，也不排除夫妻恩爱的因素，而后世文人把这一切都归于香妃"体有异香"，则完全是为了增加故事的传奇性。从中我们也可以看到人们内心对香气，尤其是对异性体香情结的根深蒂固。正是因为对体香的追捧，反过来就使多数人厌恶狐臭（体臭）。为了保持自我的体香，进而吸引异性或者消除在交往中的尴尬与烦恼，人们想出多种办法来弥补。在后文中，我将专门阐述人类在增加体香方面所做的工作。

四、从"胡臭"到"狐臭"："华夷之防"与汉文化的"隐疾"

"狐臭"又名"胡臭"，据陈寅恪先生早年考证，中华民族有一部分的西胡血统，而"胡臭"则是他依据的

---

① 桂连平：《历史上真实的香妃》，《档案天地》2007年第2期，第18～19页。

主要材料。少数民族多食牛羊肉，这类动物本身膻味较重，久之，人本身也可能沾染这种气味。对于汉人而言，这种气味当然是难以招架。不过这种膻味到底是不是腋气，恐怕还不能简单地下结论。

由于汉文化本身的偏见以及生活习惯问题，使古代的许多表述就直接把腋气与少数民族联系起来，这又为后来者的研究增加了迷惑性。陈寅恪先生的《狐臭与胡臭》一文就存在这个问题。后来，黄永年先生在《“狐”与胡的关系》中指出狐臭这一概念出现的时间较早，陈寅恪先生说先有“胡”，后有“狐”的概念并不能成立。也就是说，这种直接把狐臭与胡人联系起来的说法并不严谨。但历史上确实曾把这种联系建立起来，这是一种文化的偏见。

当时人们是如何把“胡臭”与“狐臭”等同起来的呢？黄永年先生说，中国人有个很不好的习惯就是喜欢把异族骂为畜生。台湾开发初期，汉人将当地居民骂为畜生，比如从现在高雄的“打狗”、台中的“打猫”等地名中还可看出这种文化弊病的遗痕。广东人将洋人称为“番鬼”“红毛鬼”，就连清政府的军机文件中也以“鹅鬼”“饿鬼”称呼俄国人，这是文化上典型的自大与歧视。自东汉以来，胡汉杂居的趋势明显，出现“中书堂上尽是胡人”的局面。胡汉之间很容易互相谩骂，而“胡”成为“狐”很有可能是同音之故，气味则是次等原因。唐代时人确实以野狐骂胡人，这一时期关于狐狸精的故事突然增多，与胡人的大量进入也有直接关系。[1] 汉文化中这种对异族的偏见与歧视将腋气与“胡臭”联系起来，进而再将“胡臭”变成“狐臭”。这种叫法延续至今，其根蒂还是这种歧视异类的文化隐疾。无论是文雅的“愠羝”称呼，还是直白的“狐臭”叫法，都是这一文化隐疾的体现。无独有偶，古罗马人也认为狐臭是蛮族人带给他们的。从生活习惯与卫生文明的角度看，以游牧为生的少数民族身上带有自己的生活气息是再正常不过的事。处于相对发达的农业文明之下的汉人、罗马人将“狐臭”这种身体本身的问题直接与不同文明的生活习惯关连起来的做法，其本身就是一种文明的歧视。

---

① 黄永年：《“狐”与胡的关系》，《黄永年文史五讲》，北京：中华书局 2001 年版，第 131～132 页。

在清代人和邦额所写的短篇传奇志怪小说《叶谭随录》中，记载了陕西诸生孙克复与狐狸精发生情愫，并最终染上狐臭的故事。从中我们更能直观地体会汉文化对于“狐臭”的偏见。

《叶谭随录》记西安周至地区有一诸生，名叫孙克复，此人流寓阶州，依山邻深壑修一草阁，过着耕读自乐的隐居生活。只是，孙克复素有龙阳之好，对少年美男情有独钟。一日，孙独自一人在草阁之上远观山景，见一人循着山径而来。该人头戴草笠身着布衣，仿佛甚美。待来人近前，能分辨眉目，果然美甚。此人乃一十七八岁的风华少年，丹唇皓齿，华发素面。孙克复由是心生狎昵之意，欲情火炽，遽前拥之。少年大惊，用力一推，孙猝不及防，失足跌下山崖，幸被一树夹住，欲上不能，欲下不得。正当孙克复呼救多时，却无人来救时，忽见一女子路过。孙克复连忙呼救，后被该女子救起。待孙克复爬上山崖，稍整衣冠后，他才注意到，眼前此女相貌生得如此端庄，苗条婉妙，绝代美姝也。问询后方知，此女姓宓，字碧碧，年十八，嫁前村方氏子，半年而寡。今日为母寿归家，来此捷径，才遇见挂在树枝上的好色之徒孙克复。说来也是机缘巧合，二人相识于此般情形，不觉又多了几分奇缘色彩。加之孙克复本善勾引美色，当晚，碧碧便携孙归宿，定下终生。

翌日，孙携女归家，请求母亲应允这门亲事，怎料其母觉得此女身世离奇，恐为妖物，断不准许。无奈之下，孙克复只得遣女归去。后来，听乡里人说碧碧所居住之地乃一片乱坟岗，夜间常有狐精出没。孙家人于是便知此女乃狐精幻化。又过了几天，碧碧的母亲伙同亲属，众狐精前来孙家理论，指责孙克复出尔反尔，既然事已成，那就该成亲，一起生活。但是，孙母坚持不允。乡里人怕众狐危祸，便劝解孙母："奉狐者，或与交游，或为姻戚，自古有之，无足为怪。令郎神气不凡，即娶狐妻，应不致祸。莫若姑听之，以解目前之害，不亦可乎？否则结怨既深，则为作祟必亟，恐贤母子不能安枕而卧也。"孙克复也在一旁劝说。孙母终于答应二人成亲。

成亲后，二人感情甚笃，碧碧事母亦极婉顺。日用所需随念而至，一家大享坐食之福。一日，妻告孙曰："今日有君之内侄来，须自检束，勿贻后悔。"孙克复嬉皮笑脸地回道："我之内侄，卿之犹子也，长幼自有各分，何检束之有？"待碧碧侄儿来后，孙克复一看，此人并非别人，正是那日推他下山崖的翩翩少年。孙吃惊之余，回想前面自己的言行，深感局促不安，而少年谈笑自若，毫不介意，孙克复才稍微自在轻松起来。稍许，他本性又露，再生狎昵之心，并趁少年不备上前吻了少年的嘴唇。少年惊怒曰："狂奴故态，一毫未悛，岂有作人尊长而不自庄重如是者哉！"复力挤之，少年怫然而去。孙妻进来见此情形，怅然叹息曰："徒费周张，酸子尚足与言性命事哉！"遂不辞而行。一切器物不见人取携，一瞬化为乌有。孙与少年接吻时，觉异香入脑，衣上亦有香气，数日不散，渐归两腋，遂患愠羝，终身不瘥。

这则故事是讽刺孙克复不知满足，就连狐精也知为人尊长应注意身份的道理，他因色而起邪念，将自重、自尊抛到九霄云外，最后落得一无所有，还染上狐臭。从中我们可以看出，人们认为狐臭定是狐狸的臭气，正如上文分析的那样，狐狸又指代"胡人"。这就是传统中国文化对于"愠羝""狐臭"成因的认识。现代医学的研究已经证明腋气浓重，也就是“狐臭”是人体腋下汗腺过于发达之故，虽然不同种族的人患狐臭的比例有所不同，但将其说成是某一民族特有的，这并不符合实际情况。如果说对于个人而言，腋气是身体的隐疾，那么“狐臭”这个词本身就是汉文化的隐疾。

五、何以狐臭：腋气的科学史

对于狐臭产生的原因，古代中医理论认为“人有血气不和，腋下如野狐之气，谓之狐臭”。也就是说狐臭是因体内气血失调所致。这种看法影响着后世对于狐臭的治疗，只是其是否抓住了问题的症结呢？这里面涉及中西医理论的不同，本书不做过多评论。现代西医认为狐臭其实并不是病，而是腋下汗腺过于发达之故。人体腋下的汗腺有大小之分（见图 2—1）：小汗腺排出的汗的主要成分是水分，大汗腺除排出水分外，还有蛋白质、脂肪酸。这些物质本身是没有异味的，只是人体皮肤上还有许多细菌，细菌将这些物质分解后形成不饱和脂肪酸，于是就有了气味。因为每个人的汗腺发达程度不同，那些大汗腺过于发达的人就容易产生狐臭。

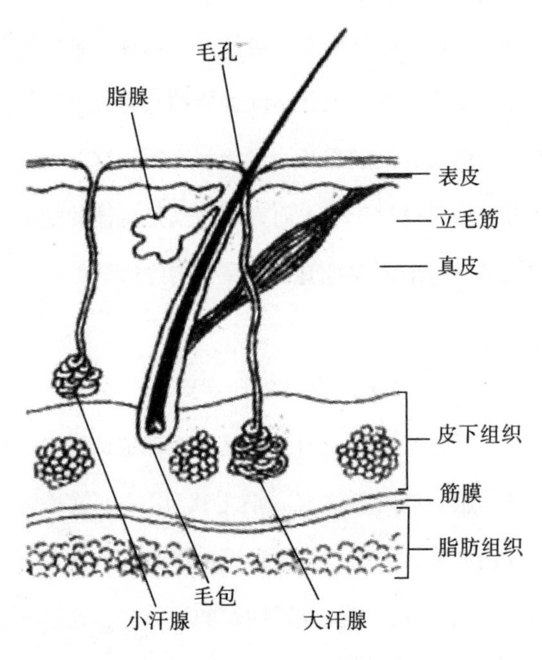

图 2—1 人体汗腺示意图

在全世界范围来看，不同种族的人患狐臭的比例差异是相当大的。之所以有此差异，是因为人类发展史上的一次基因突变。据说大约在 2000 万年前，当人类走出热带非洲，进入亚热带的亚洲时，控制大汗腺的基因发生突变，使大汗腺的分泌物减少。这就意味着产生臭味的细菌的生长条件变差，因此这部分人患狐臭的可能性变小。不过，这种基因突变主要发生在东亚，大部分东亚人先天就具有这样的“清爽基因”。那些远离亚洲的人种则不具备这一清爽基因，因此他们多有较重的体味。[①] 体质人类学家的研究发现北美土著印第安人也没有狐臭，这为其祖先是在冰河时期经白令海峡从亚洲迁徙过去的论点增加了又一佐证。

---

① 小蛮：《没狐臭的才是“变异”》，《大科技》2015 年第 12 期，第 25 页。

03

隐事与私疾：性与病

现在，“隐疾”的常用含义多与性病有关，这种称呼与中国传统文化对于性事的态度密切相关。性对于中国人来说是最为私隐的事，涉及与性关系密切的身体病变，自然就成为不可与外人道的隐疾。“隐疾”一词既是对疾病本身的形容，也是对患者心态的描述。

一、隐事：中国文化中的性

“性”在中国文化中是个隐晦的话题，因为性与欲是相辅相成的，对于人欲的看法，各家学说以及普通百姓都有自己的观点。这里我并不打算进行思想史的罗列，而是择其核心观点来与读者分享。性话题属于中国文化中隐的部分，但是我们却不能认为中国传统文化在性方面是缺乏的。事实恰好相反，中国古人在性方面的看法、经验以及技巧相当成熟而丰富。荷兰汉学家高罗佩《中国古代房内考：中国古代的性与社会》一书对中国古人在性方面的文化与风俗有比较全面的考察。[①]

一方面，传统礼仪对于男女之间的交往立下许多苛刻的规定。例如，《礼记》对男女之间的行为、行动制定了一套严格的授受交往准则。《礼记·曲礼》说："男女不杂坐，不同椸枷，不同巾栉，不亲授。叔嫂不通问，诸母不漱裳。外言不入梱，内言不出梱。"[②]《礼记·内则》又说："七年男女不同席，不共食。""男子居外，女子居内，深宫固门，阍寺守之。男不入，女不出，男女不同椸枷。"[③] 礼从行为准则上对于男女间的正常交往进行重重限制，这些规定虽有一些规范性的作用，但其弊端也显而易见。正如民国时人汉俊所言："自从礼教确立之后，从前只是事实上不能实行的男女社交，就在伦理上也得到根据；与男子实行社交的女子

---

① 高罗佩：《中国古代房内考：中国古代的性与社会》，李零译，北京：商务印书馆2007年版。

② 《礼记·曲礼》，《十三经注疏》（上册），北京：中华书局1980年版，第1240页。

③ 《礼记·内则》，《十三经注疏》（下册），北京：中华书局1980年版，第1471页。

不但要在生活上受害，在伦理上也要成为不道德了。”①在礼教所设置的“男女之大防”下，女子是牺牲品，而男人则可以逃脱其束缚，在家庭之外去寻求生理上的欢愉与满足。因此，我们可以认为中国文化中对于性的限制与禁忌是具有双重性的。在一些特殊的时代，性事上的开放程度也超乎今人的想象。在我国的儒、释、道三家中，道教的学说与实践对中国古代的性文化贡献最多。道教是以道家学说为理论基础，以《道德经》为原始经典，奉老子为鼻祖，由东汉时期的张陵所创立的一派宗教。道教以追求个人长生为修行的宗旨之一，在魏晋时期分为南北两大体系：北方系统讲求炼丹服食以求长生；南方系统则主要研符箓、祈禳、变化等方术，并兼求现世财富。在南方道教中别有一分支专攻房中术，持采阴补阳的理论，企图以男女交合的方式实现延年益寿或治疗疾病的目的。这种房中术经过魏晋的发展，至

---

① 汉俊：《男女社交问题》，《妇女评论》1921 年第 9 期，第 1 页。

隋唐时期已形成一套完备的理论体系。[①]

据史书记载，后汉时期，甘始与东郭延年两人都能行御妇人之术，他们不但饮人小便，而且对于精气也极为爱惜，说话时也不会过于大声，也不看太远的景物；冷寿光也能“善补养之事，取精于玄牝”以实现“白发复黑，齿落复生”，他还用“御妇人之术”实现精气“握固不泄，还精补脑”。在道教的房中术中，对于性的利用主要还是要通过采集妇女阴气，以补男子阳气，进而达到阴阳平衡，以求长生。这种理论对于普通人的性观念影响到底有多大，我们不得而知，但是单从道教房中术的主张来看，他们在一定程度上体现了古人对性事的定位与看法，单纯追求享乐方面的性交互动并不是房中术的重点。不过我们也不能排除有些别有用心之人，以房中术之名来行淫乱之事，此类例子在历史上并不鲜见。

道教对于性的看法也只代表某一种学说，就全社会

---

① 王楠：《红粉香艳几千年：中国人“性”面面观》，西安：太白文艺出版社 1993 年版，第 11～14 页。

而言，古代中国对于性的看法仍趋于保守，将其视为隐事，尤其是在宋代以后，人们对性的限定与看法更为严格与保守。

孔子曾说："食色，性也。"色属于人的本性之一，虽然道德学家们对于好色、放纵、淫乐历来持否定态度，只是从个人角度看，恐怕这种学说从未真正落到实处。且不说古代社会娼妓业的合法化经营，就连"体制"内的皇帝、官员对于色的追求也从来没有半点隐晦。官方设立的教坊，其主要职责还是为各级官吏提供舞乐表演及宴会服务。民间文人骚客对青楼妓院更是情有独钟、流连忘返。有唐一代，狎妓冶游成为一种社会风尚。上自朝廷宰执，下至地方牧守、士子商贾，无不竟染此风。[①] 有个叫张鹫的文人还专门写了本名叫《游仙窟》的传奇小说，把文人放荡轻佻的狎妓生活描写得绘声绘色。唐代文人与妓女交往，性的满足是次要的，渴望与女人建立一种无拘无束的朋友关系才是主要目

---

① 孙菊园：《唐代文人和妓女的交往及其与诗歌的关系》，《文学遗产》1989 年第 3 期，第 105 页。

的。那时的风尚是游客多喜欢年长的妓女，色相仅仅是妓女的副品，舞技、谈吐、文采才被文人追捧。可见这时文人狎妓更偏重于精神层面的需求。唐代文人之所以会如此热衷于光顾青楼、狎妓冶游，与他们对婚姻的不满有直接关系。唐代社会有“仕必由进士，婚必与高门”的风尚，普通文人若想迅速跻身社会的上层，科举是一种办法，与豪门大族结亲也是一种办法。这两种办法结合起来的效果往往会更明显。《隋唐嘉话》中记，官为中书的薛元超说自己平生有“三恨”，就是“始不以进士擢第，娶五姓女，不得修国史”。其中的“娶五姓女”是指与当时高门崔、卢、李、郑、王五姓之一结亲。对于门第较低的人来说，能娶得此五姓女为妻，在仕途上无疑会平步青云。这样的婚姻多为政治婚姻，夫妻的感情就可能会淡漠些。因此，他们多从婚姻之外寻求情感上的慰藉。最具代表性的例子莫过于白居易，他年轻时失恋于符离湘灵姑娘，后才勉强与杨汝士的妹妹结婚。因此，他后来在苏州、杭州任刺史时，与许多官妓密切交往，还蓄养了十多名家妓。可见这些文人士大夫们在穷酸时感情生活是不如意的，待得志为官时，必定要淋漓尽致地满足与释放一下。

宋代，文人士大夫们对于美色的追求表现得更为直接。饱读圣贤书的文人士大夫们进入官僚体制后，不但享有政治上的特权，而且还成为一般平民道德上的典范。士大夫们研习的儒家经典学说要求他们克制情欲，成为道德上的完人，不过在现实生活中，他们却并未遵行，甚至可以说是反其道而行之。宋代的士大夫们在满足情欲方面，有大量妓女为他们提供服务。宋代的妓女可分为四类：官府中的官妓、军营中的军妓、市坊酒馆中的市妓，以及私人所养的家妓。其中，官妓为官方设立，她们的主要职责就是为统治阶级服务，因此，士大夫与官妓间发生的故事也就更多了。

宋代的官员们参加宴会，在欣赏妓女翩翩起舞的同时，还喜欢即兴赋诗、作词。在这种有酒有美女且歌舞相伴的场合，文人士大夫们往往会诗兴大发，作诗互赠或赠送妓女。大文豪苏轼参加湖州知州陈侗家宴时，就曾即兴作诗，送给陈侗的家妓杨姐："坐来真个好相宜，深注唇儿浅画眉。须信杨家佳丽种，洛川自有浴妃池。”[1] 在这种场合下，文人赠妓女的诗词，多是赞美妓女美丽的容颜。士大夫认识妓女之后，还可能与其成为朋友。妓女爱其才与权，士大夫则好她的美丽容颜，各取所需，一拍即合。士大夫愿意与出身低贱的妓女成为朋友，也说明宋代社会阶级间的歧视相较于前代要好得多，这不得不说是一种社会的进步。[2] 由此可见，宋代的士大夫们在追求情欲方面的选择颇多。

士大夫们是否能与妓女发生性关系呢？这个问题只涉及官妓，因为官妓作为政府的服务人员，有明文规定官员不得与她们发生性关系。对于市妓、家妓等，只要出钱或个人同意，就可以发生性关系，故她们不在我们的讨论之列。武金山指出：“在宋代，性行为被认为是用来传宗接代，应发生于家户内，而非家户外。因此，若官员和妓女有性关系，则官员可能受到惩处。……不

---

① 苏轼：《东坡全集》卷二十九《成伯虎席上赠所出妓川人杨姐》，文渊阁《四库全书》本。

② 武金山：《宋代妓女与宋代士大夫的情欲生活》，《宋史研究论丛》2011 年第 12 辑，保定：河北大学出版社 2011 年版，第 527 页。

少宋代官员均因性欲的诱惑而和妓女发生性关系。”[①] 明人田汝成在《西胡游览志余》中记：宋代“虽得以官妓歌舞佐酒，然不得私侍枕席。熙宁中，祖无择知杭州，坐与官妓薛希涛通，为王安石所执。希涛棒笞至死，不肯承伏”[②]。好色的祖无择不顾规定与妓女薛希涛发生性关系，满足了自己的欲望，却害死了薛希涛。此女虽为妓女，关键时刻却一人承担下罪过，至死都袒护着祖无择。此情义之坚，真是令人唏嘘。

此后，风流的文人们在情欲追求方面并无多少收敛。时至晚明，在社会商品经济进一步发展的前提下，人们的情欲观变得更为开放。晚明时期，在泰州学派的推动下，“男女无碍”的观念一时超越“男女之大防”，尤其是李贽的观点过于前卫，他也被时人称为“男女无碍教教主”。清初小说《梧桐影》如此评价李贽之情欲观由湖广盛行到江南地区的影响：“自才子李秃翁（李

① 武金山：《宋代妓女与宋代士大夫的情欲生活》，《宋史研究论丛》2011 年第 12 辑，保定：河北大学出版社 2011 年版，第 531 页。

② 田汝成：《西胡游览志余》卷二十一《委巷丛谈》。

赞），设为男女无碍教，湖广盛行，渐渐地，南路都变坏了。”明清时期，色情产业也很发达，且内容丰富多元，春宫图、香艳画、情色小说、妓院青楼等大量出现。据荷兰学者高罗佩考证，“晚明社会春宫画册非常流行，品评风格各异，它们大多产于从隆庆到崇祯的近八十年里，而成就最高的精品制作于万历、天启年间。这是套色木板春宫画的全盛时期，画面纯以线描，又分别用红、黄、绿、蓝、黑五种颜色套印起来，给人气韵生动、明洁流畅之感”[①]。可见此时春宫画的绘制与生产已经成为一种产业，且已有相当高的艺术水准了。不能不说当时人对于性事的研究之深与推崇之至。色情小说的大量出版也对这一时期情欲的盛行起到了助推作用。江苏、浙江等经济发达地区成为色情小说出版的中心，先后出版了《灯草和尚》《僧尼孽海》《肉蒲团》等作品。青楼妓院的数量在这一时期也发展到历史的最高峰。明人谢肇淛在《五杂组》中说：“今时娼妓布满天

① 巫仁恕：《奢侈的女人：明清时期江南妇女的消费文化》，北京：商务印书馆 2016 年版，第 95 页。

下，其大都会之地动以千百计，其他穷州僻邑，在在有之，终日倚门献笑，卖淫为活，生计至此亦可怜矣。”①

此时的妓女也分为官妓与私娼两大类：官妓主要在南北两京的教坊司，专门负责宴会招待、陪客饮酒作乐，地方州县有乐户，乐籍与匠籍同属贱籍；私人卖淫称为“土妓”，民间又叫“私窠子”。既有如此开放的情欲观，男人们狎妓、逛青楼、追花魁，那就是再正常不过的事情了。这一时期无论是文人士大夫、落魄举子，还是巨商大贾，追求青楼女子都是很自然的。当然，妓女的身份不同，其出入的场所、接待的客人也有天差地别。高级妓女通常卖艺不卖身，游走于文人士大夫与富户之间。江南方志描述妓女与士大夫一同出游的情形曰：“吴中士大夫画船游泛，携妓登山，虎丘尤甚，虽风雨无寂寥之日。”携妓出游在明清时期成为士大夫阶层的流行做法，就连稍有经济实力的普通市民也争相效仿，乾隆《吴县志》记：

① 谢肇淛：《五杂组》，上海：上海书店出版社 2009 年版，第 157 页。

吴人好游，以有游地，有游具，有游伴也。游地则山水园亭多于他郡。游具则旨酒佳肴，画船箫鼓，咄嗟而办。游伴则选妓声歌，尽态极妍。富室朱门相引而入，花晨月夕，竟为胜会，见者移情。[①]

由此可见，江南地区好游之风盛行，游玩的花样繁多，招歌妓作游伴已成为“富室朱门”的流行作派。官员士大夫为了心仪的妓女更是愿意花费巨资，在府邸之外另购豪宅“金屋藏娇”。富人也愿意把钱花在追慕美妓这件事情上，如《秦淮画舫录》记，明末江苏常熟富人陈某“狎一妓，为制金银首饰，妓哂其吝，悉抛入水中，重令易制”[②]。又《吴门画舫录》中记，有名妓“余凤霞，字香雪，行二，居上塘。……居无何，有某公子者，千金买笑，匝月勾留任所，欲力取之，起居服饰，焕焉改观，耳食者遂争艳之，户外屦常满”[③]。所

① 乾隆《吴县志》卷二十四《风俗》，乾隆十年（1745 年）刻本。

② 车持谦：《秦淮画舫录》，道光六年（1826 年）刻本。

③ 西溪山人：《吴门画舫录》，嘉庆十一年（1806）红书山房刻本。

以说古人对美色与性的追求在生活层面从来都不是“隐事”。尤其对有文化且经济条件较好的文人士大夫阶层来说，对女性的占有更能体现出一种社会地位的优越感。即便他们在经济上没有商人一掷千金的实力，但可以通过文学创作来实现他们的性幻想。典型的例子就是冯梦龙《喻世明言》中那备受众多名妓青睐的“柳七哥”。据说那柳七，真名柳耆卿，“自恃有才，没有一个人看得入眼，所以缙绅之门，绝不去走，文字之交，也没有人。终日只是穿花街，走柳巷，东京多少名妓，无不敬慕他，以得见他为荣。若有不认得柳七者，众人都笑她为下品，不列姊妹之数。所以妓家传出几句口号云：‘不愿穿绫罗，愿依柳七哥；不愿君王召，愿得柳七叫；不愿千黄金，愿中柳七心；不愿神仙见，愿识柳七面。’”[①] 不过，柳七的故事恐怕还是文人臆构出来的吧！

清代、民国时期，文人、富商对美女的追求并没有

① 冯梦龙：《喻世明言》卷八十八《众名姬春风吊柳七》，郑州：郑州大学出版社 2015 年版，第 45 页。

多大变化，这是人的本性使然。民国时期的娼妓业尤其发达，当时有个名叫碧茵的人说："中国不论哪方面的事业，都是比较西欧先进各国贫乏与落后的。但唯有一样，却是欧洲与亚洲许多国家所不能及的，那就是娼妓之多，冠于全世界。"[①] 我们姑且不去讨论作者这一判断的准确性如何，但至少可以说明当时娼妓很多。尤其是在诸如上海、北京、天津、汉口、广州这些经济相对发达的城市，娼妓业更盛。男子狎妓嫖娼有吃花酒、打茶围、叫局、乘车兜风等别称。青楼妓院犹如茶馆一样，成了男子日常社交的主要场所之一。所谓："侯伯将相、督抚司道、维新志士、游学少年、富商大贾、良工巧匠，乃于此宴嘉宾焉、商要事焉、讨论政治焉、定货价焉。以谑浪笑傲之地为广通声气之地，以淫秽萎缩之处为办理正事之处。"[②] 这一时期的文人在嫖娼方面仍具典型性，且因为他们多通文墨，有的还参与维新、社会改革、办报纸等事业，这让他们在青楼女子眼中成

---

① 碧茵：《娼妓问题之检讨》，《东方杂志》1935 年第 32 卷第 17 号，第 101 页。

② 《上海新闻报》1903 年 8 月 28 日。

了时代的英雄，更为他们增加了吸引力。如小说家李伯元（《官场现形记》的作者）、吴趼人（《二十年目睹之怪现状》的作者），因文才出名，备受妓女欢喜。他们每晚必去妓院与名妓饮酒作乐，在他们创办的小报上还开辟专栏，记述娼优起居生活。经他们报道过的妓女，往往更容易出名，成为名妓。更为离谱的是他们还把《论语》改写成《嫖经》。这些离经叛道之举，虽为时代的反叛，也是本性的暴露。戏剧家陶菊隐在回忆录中对清末民初社会嫖娼之风气如是记录："前清时期，官吏可以纳妾蓄婢，但是不许宿娼叫局，'花街柳巷'官吏不敢问津。官吏宿娼被认为'有玷官箴'可以被参奏革职，甚至老百姓可以把他拉下来揍他一顿。革命后，这种假道学的风气不存在了，官吏、议员不但可以在馆子里叫堂差，大吃大喝，而且可以到妓院摆花酒，大宴宾客。因此娼妓的人数和营业也大大发展了。"[1] 可见民国时期社会嫖娼风气之盛。也正因如此，在那个激变与

① 陶菊隐：《长沙响应起义见闻》，《辛亥革命回忆录》第2集，北京：中华书局1963年版，第199～200页。

进步的时代，废娼运动被提上社会改革的日程。

总之，在中国文化中，“性”及与性相关的一切事物都是比较隐晦的，然在社会生活层面，人们对于性的追求始终孜孜不倦，这是本性使然，非道德教化所能改变。在个别时代，因社会风气变革，或有所收敛，但假以时日必定如故。性与经济的发达程度也有密切的关联。历史上，被贴着“隐事”标签的性事在生活中却一点也不隐晦，有些时候，在有些地方还明目张胆地进行着。

二、 性病的中国史

男子对于性的追求使他们除了付出金钱的代价之外，有时还要付出健康的代价，那就是在寻花问柳中身染疾病。此类疾病虽名目繁多，不过有个统一的称呼叫“性病”，亦曰“隐疾”。

性病一般包括淋病、软下疳、梅毒和第四性病，后者一般较为少见，常见的是前三种，而梅毒的危害最甚。[①] 淋病是本土的性疾病，在我国有悠久的传播史，《黄帝内经》的《素问》中就有相关记载，汉代名医张仲景在《金匮要略》中对其有这样的描述："淋之为病，小便为粟状，小腹弦急，痛引脐中。"之后的医家，诸如隋代的巢元方、唐代的孙思邈在他们所著的医书中，对此病的症状及疗法均有详细介绍。古代对于淋病的治疗多用补剂，不过，这里我们需要指出的是所谓"淋病"，其古今含义有所不同。中医书中的淋病，通常是指与泌尿系统相关的一系列疾病的总称，其主要表征为尿血，而现代意义上的淋病专指因淋球菌感染引起的泌尿生殖系统疾病。故而古今淋病的内涵是不同的，古人认为属于隐疾的淋病，在今天则可能是常见的小病症。当然，淋病中所涵盖的性病那部分，古今是相同的，这是知识的进步与观念变化的结果。对于淋病，此处不做过多介绍，下面我重点讲述梅毒在中国的历史。

---

① 程之范：《我国皮肤性病科的历史》，《中华医史杂志》1955年第1号，第20页。

关于梅毒的起源问题，虽然目前难有定论，不过主流观点还是认为它是地理大发现之后，在哥伦布大交换中，美洲新世界反馈给旧世界的“潘多拉盒子”中的瘟神。在15世纪大航海时期，西班牙、葡萄牙人的船队东来，开辟了通往东方世界的新航路，与他们一同到来的不仅是贸易、繁荣与殖民统治，还有一个影响全球人类健康的“魔鬼”——梅毒。1498年，葡萄牙航海家达伽马的船队将梅毒带到南亚。在远航海员与当地娼妓的共同作用下，梅毒旋即传到东南亚、东亚地区。1512年，日本地区发现了梅毒的踪迹，当地人将此病叫作“葡萄牙病”。由此不难看出葡萄牙人在传播梅毒中所起的媒介作用。16世纪以前，中国尚未见有梅毒的明确记载。大约在16世纪，梅毒开始传入广东，也就是在1514年葡萄牙人阿尔瓦雷斯率船队到达广东珠江口屯门岛，与当地居民交流、通商之后。我国最早明确记载梅毒的文献是成书于明朝正德年间的医书《续医说》。书中说：“弘治末年，民间患恶疮，自广东人始。吴人不识，呼为广疮；又以其形似，呼之杨梅疮。”[①] 自此，梅毒便在我国流传开来。男人因性欲望的驱使多在外寻花问柳，由于卫生意识不强以及防范措施不到位，使梅毒等性病广为传播。

梅毒一直是危害人类健康的主要杀手之一。梅毒的传染与个人不洁的性行为直接相关，其造成的社会危害很大。美国作家德博拉·海登在《天才、狂人的梅毒之谜》一书中讲述了贝多芬、舒伯特、舒曼、林肯、福楼拜、莫泊桑、尼采、王尔德等国外历史名人身患梅毒的故事。我国历史上身染此病的皇帝有明代正德帝、清代同治帝等。

明武宗正德皇帝十分好色，生活荒淫，他广收天下民女、歌女、妓女、寡妇、孕妇乃至外国女子，并设立“豹房”以为享乐之所。他在数次巡游时均要派人劫掠当地妇女。其生活之淫乱，纵欲之过度，不言而喻，故他 31 岁便短命而亡，且死后无子嗣。[②] 对于清同治帝

---

① 《续医说》卷十《药性门》。

② 倪军民：《明武宗正德皇帝秘史》，《明代皇帝秘史》第三册，太原：山西人民出版社 1997 年版，第 1492～1500 页。

的死亡原因，有人说因天花，也有说因梅毒。近来，“梅毒说”似乎得到了更多的认同。据《清朝野史大观》记载，同治帝的孝哲皇后端庄贞静，美而有德，甚得皇帝的喜爱。但是慈禧太后不喜欢孝哲皇后，就以各种办法逼迫同治帝宠幸他所不爱的妃子。对此，同治皇帝极为反感，且觉得宫廷生活再无乐趣。于是，同治皇帝就带上随从小太监外出放纵淫乐。因惧怕被下臣认出，所以不敢去外城著名的妓寮，只有专门寻找内城私娼取乐。久而久之，竟然染上了梅毒。发病之初，同治本人尚未察觉，等到毒疮“见于面，盎于背”的时候，才传太医治疗。太医院一见，大惊，知为淫毒，却不敢言语。反而要请命慈禧，问老佛爷：皇帝得的是何病症？慈禧传旨曰：“恐天花耳。”太医遂以治痘药给皇帝治疗。用药不对症，疗效当然是没有的。同治帝见此情形十分恼怒，他骂道：“我非患天花，何得以天花治！”太医奏曰：“太后命也。”帝乃不言，恨恨而已。将死之前数日，下部溃烂，臭不可闻，至洞见腰肾而死。[①] 此外，据说明代剧作家汤显祖也是因为感染梅毒而死的，其传染源则是他续弦的妻子傅氏。汤显祖考中进士那年，他的原配妻子吴氏在家乡病故，于是他娶了妓女出身的傅氏为妻，后者将梅毒传染给了他。1936 年《申报》上的一篇报道说："某市卫生局发表，某女校所录取的新生，经体格检查之下，竟发现有若干是有先天梅毒的，若干是有直接传染梅毒的。"[②] 由此可见当时梅毒传染之广，社会危害之大。

在 1949 年前，梅毒在社会上的广泛传播主要由以下一些因素造成：

其一，妓女群体的传播。城市中无依无靠的妇女为生活所迫不得不沦落风尘，靠出卖身体谋生。受当时医疗卫生条件所限，她们成为感染梅毒的高危群体。妓女一旦患性病，她们又成为传染源。民国初期，政府就制定了检验妓女是否患有梅毒的卫生制度，并规定感染梅

---

① 小横香室主人：《清朝野史大观》第三册，北京：中央编译出版社 2009 版，第 70 页。

② 《申报·妇女专栏》1936 年 7 月 11 日。

毒的妓女需进行治疗，禁止与客人发生性关系，只允许陪酒局。中华人民共和国成立初期，北京曾对1300多名妓女进行健康体检，结果发现性病患者占95%，其中89%的是梅毒，有的兼有梅毒、淋病、第四性病，连未成年的邻家养女也多患有性病。[①] 当时有人称："娼妓实花柳病之母也，为人类健康之大敌。若任其泛滥，必将减灭国力，败坏人种。"[②]

其二，流动群体对梅毒的跨区域传播。这部分人群包括商人、军队士兵等。商人常年在外经商，经常出入烟花柳巷，一旦感染梅毒，很容易将其传染开来。军队也是各种疾病传播的主要载体，曾经的鼠疫就是由军队传到欧洲去的。梅毒作为一种性病与军队士兵关系更为密切，士兵召妓是家常便饭的事，一旦感染性病，便极易将其传播开去。

其三，部分少数民族地区因其独特的婚俗，如一夫

---

① 吴雨等：《民国黑社会》，南京：江苏古籍出版社1996年版，第445～446页。

② 《中国妇女问题讨论集》第6册，《民国丛书》第1编第18册，上海：上海书店1984年版，第90～91页。

多妻制度、走婚制等，使梅毒等性病极易传播，加之医疗卫生条件落后又不利于疾病的防治。因而，部分少数民族地区也成了梅毒传染的重灾区。

民国时期，社会上就开展过轰轰烈烈的“废娼运动”，其原因复杂：一是社会进步，妇女运动提倡女权，要求人人平等；二是政府治理社会的措施；三是受到当时国际上废除娼妓运动的影响。宁汉合流后的南京国民政府，为树立新政权的形象，维持所谓的“国家尊严”，开始大力宣传娼妓对于国家的危害，并将废除娼妓与实现三民主义联系起来，上升到政治理想的高度。以南京为例，起初国民党还煞有其事地执行新的规定，对娼妓以及老鸨等人进行登记管理，并对她们收容、教育，还进行严厉的经济处罚。但是对于歌女变相的卖淫活动，当局却置若罔闻。在社会舆论的压力之下，南京警察厅公布《取缔歌女办法》，规定歌女须办理登记，并领取执照。不过，20 世纪 30 年代，恰逢世界性的经济危机，中国工商业也受到严重影响。于是南京市工商团体集体呼吁恢复公娼，以繁荣都市经济。其实从齐国管仲设公娼之始，其主要目的就是繁荣经济，增加国家财政收入。对于当时的南京政府而言，禁娼也只是在名义上响应一下中央号召而已，并不是真心想废除娼妓业。那样既断了政府的财路，又让男人们少了寻欢作乐的去处。于是政府便顺应“民意”对娼妓业实行解禁。1933年，江苏率先解禁娼妓业，1936年，苏州、无锡、宁波、天津等地也相继恢复公娼。于是，南京政府的第一次废娼运动就这样不了了之。抗战胜利之后，国民政府欲再废娼妓，然其结果仍旧如是，禁止公娼，私娼盛行，更不利于管理，其社会危害包括治安管理、性病防治、人口买卖等更为严重。于是，政府只得放弃，娼妓业依旧繁荣昌盛。[①] 关于这次南京废娼政策的情况与弊端，1947年警察厅的报告说：南京“除歌女由本厅登记有334人外，暗娼者估计二三千人之间，依附妓女维生者为数达数万人之多，惟政策未经过决定，致私娼蔓延，已成公开之事，本厅限于职权，处理私娼仅能以2500元罚金，如尽数拘捕，实无地可容，娼门中已知

---

① 张超：《民国娼妓问题研究》，武汉大学2005年博士论文，第74～76页。

此弱点，视违警为常事，且目前不彻底之禁娼政策，既无捐税，又无管束，最为娼门所欢迎”①。此虽为民国时期南京的废娼情况，全国他处，如上海、广州、天津等地，也大略如此，故而此时的娼妓业依旧发达，且更为泛滥。因此，梅毒等性病也得不到有效的防控，社会危害严重。

1949 年之后，我国政府采取多种措施，梅毒的防治工作取得了显著的成效。1949 年，政府率先在北京封闭妓院，为妓女治疗疾病，开展从良教育运动以培养其自我生存的能力。接受教育培训后的妓女变成工人、技术人员重新回归社会。之后，北京又取缔暗娼，使得存在千年的娼妓制度彻底废除。全国各地也逐步关闭妓院，取消娼妓制度。1950 年，中央卫生部开始派出民族卫生工作大队到梅毒流行严重的少数民族地区，进行调查与防治工作。1951 年，中央召开全国民族卫生工作会议，将梅毒防治任务作为少数民族地区卫生工作的

① 南京市地方志编纂委员会：《南京公安志》，深圳：海天出版社 1994 年版，第 112 页。

中心任务之一，少数民族地区消灭梅毒的工作广泛地开展起来。1954 年，在北京成立中央皮肤性病研究所，作为指导全国梅毒防治研究的中心，派出工作队赴地方调研，并培训当地专业防治干部。1956 年，中央颁布《全国农业发展纲要》，将梅毒列为全国在一切可能的地区限期消灭的疾病之一。全国各地先后成立了专业防治机构，培养训练了大批卫生事业人才。1958 年以后，在总路线、“大跃进”、人民公社三面红旗的号召下，全国的梅毒防治工作也出现了所谓的“全面跃进”的新面貌，各地全面开展群众性灭毒工作。1961 年之后，全国的梅毒防治工作已见成效，进入巩固和收尾阶段。[①] 应该说，通过全社会的共同努力，在全国范围内有力地控制并预防了梅毒的传播，但是并未将其根除。梅毒性病至今仍然是人类健康的威胁因素之一。全社会应该大力宣传健康的生活方式，个人也要洁身自好，共同预防梅毒的危害。

---

① 胡传揆、叶干运、陈锡唐：《我国对梅毒的控制和消灭》，《科学通报》1965 年第 6 期，第 506～508 页。

三、隐疾的苦楚

身患隐疾对任何人来说都是一件不幸的事情，与一般疾病相比，隐疾给人带来的心理压力更大，严重者会影响患者的正常社会交往、家庭婚姻关系以及个人心理健康，尤其是性病类的隐疾对人的影响更大。患者往往会承受着巨大的心理压力：一方面他们怕被社会舆论非议，进而影响其就医；另一方面，他们会担心传染给家人。在社会观念落后的时代与地区，隐疾患者面临的外部压力会更大。1932 年上海一小报刊登了一则名为《新婚夜不敢同床，原来丈夫患隐疾》的消息，记载了一则故事：

世界著名医学专家，日本京都帝国大学医学部外科教授乌泻隆三博士，有女静子，前凭友人介绍与毕业京大医科，现在京大医学部整形外科教室服务之医学士，长冈浩氏订婚。前日举行盛大之婚礼，洞房之夜，新郎忐忑不安，心中似抱有无限难为情，经静子询问，始谓身有花柳病，至今尚未痊愈，兹因良心发现，诚恐有污处女玉身，故不敢同寝。静子闻此，一时大忿，遂立即归家哭诉乃父，遂与长冈实行离异云。

上文的作者朱丽如说，男子多好狭交游，故多患隐疾。但是患有隐疾的人还不顾一切去结婚，连累无辜的妻子，这是许多男子的罪恶。这位长冈总算还有点良心，不敢用患病之躯玷污他人。不过他举行婚礼前，对此却毫无计划，可知他的后悔不过是一时的冲动罢了。[①] 故事中这位名叫长冈的日本男子因嫖妓而染上花柳病，担心婚后传染给妻子，才如实相告，不过他的诚实还是没能挽回这段婚姻。身为女性的朱丽如，对男子放荡的行为带有明显的谴责之意，对该女子提出离婚则持支持态度，这与当时女性解放运动的时代背景有关。

另有些男子身患隐疾，但惧怕家人知道，也担心传染给妻子，故而在生活中将自己装扮成了一名“潜伏者”。下面这则故事中的男子便是如此：

① 朱丽如：《新婚夜不敢同床，原来丈夫患隐疾》，《玲珑》1932 年第 2 卷第 79 期，第 1378 页。

人有花柳病隐疾，不幸而染此，复不能宣言于床头共眠之人，则其内心之痛苦尤甚。甲君因眠花宿柳，患涓滴之疾，愈后据其自供称：我依人作嫁，日必赴治事之所。处下者，既涓滴不塞，徐徐而流，乃如得遗尿之病，裤裆间恒淋漓尽致，斑斓作色，如地图然，欲易，又恐内子发现。无已，惟有每日着此一条浓裤，徐待其愈。然恒视闺房之乐，周以二度为率，至是废而不举，妇必疑之，举而行，将以不洁传我妇，则不忍，忧心忡忡，罔时或释。不得已，思得一法，即每夜游浪，迟至宵残，悄然归寝，伪为疲不能兴，倒床蒙衾便卧。或则削笔为写书，待妇熟寐而后睡，此种精神痛苦，不足为外人道也。[1]

身患性病不但要忍受身体上的病痛，还不敢告诉同床共眠的妻子，这是隐疾患者内心的最大苦楚。当时，结婚前还没有实行健康体检的制度，男女情投意合，或门当户对即可结为夫妻，因婚检缺失带来的婚姻不幸不

① 无名氏：《中外影讯》1946 年第 39 期，第 10 页。

胜枚举。加之女性解放运动的兴起和法律观念的树立，民国时的离婚现象并不鲜见，在离婚的原因中因一方有隐疾而离婚的也占有一定比例。

对于因隐疾造成的婚姻破裂，革命家恽代英早年在《科学家之结婚观》一文中说："夫所谓隐疾者，大抵皆未婚以前，缺乏男女之知识，或虽不缺乏此项知识，而未尝注意结婚男女间事项，如体格等，故至有此等恶果也。此等隐疾，大抵不足为女子之罪，每为男子所得而传染女子者。既传染女子，又借以为离婚之口实，此与女子可谓极冤矣。然此疾在未婚前，男子已具有之，苟为女子父母者于此时要求验其体格，或许将结婚男女于此时自由考问，此疾不难因而发现。惟愚昧而复疏忽，以种此恶果，此诚可憾之事也。"① 从恽代英的叙述中可以看到，男子成为隐疾（性病）的主要传染者，且被传染的女子还要被解除婚约。故而，他提倡婚前女方要注意要求男方体检。随着社会的进步，尤其是女性解放

① 恽代英：《科学家之结婚观》，《恽代英全集》（第1卷），北京：人民出版社2014年版，第67页。

运动兴起后，女性意识觉醒，在大城市中女性在婚姻中掌握更多的主动权。男子若患性病且久治不愈，女方同样可以要求离婚。

1941 年的《商钟半月刊》上刊登了一则读者的咨询，其内容如下：一名女中毕业的女子，经朋友介绍与一名年龄相仿的男子荆某订婚，起初两人情投意合，怎知订婚后方才发现男方患有隐疾“天烂之症”。女子得知后，万分焦虑，但念及双方情分，也支持未婚夫积极治疗。在遍求名医治疗无效的情况下，女子觉得男方订婚前有意隐瞒，因而有了解除婚姻的想法。但男方断不同意，且以言语相威胁，无奈之下，该女子只得求助媒体，询问根据法律这种情况是否可以解除婚姻等事宜。[①] 后来，经过法庭调解，劝说女子先给男方治病的时间，若再治不愈，法律是允许这种情况解除婚姻的。

这就是性病给婚姻、家庭带来的影响，同时，性病类隐疾给患者本身带来的羞耻感，也使他们很少对外人

---

① 无名氏：《订婚后发现夫有隐疾，爱情至浓不忍骤离良侣，医不见效依法可解除婚约》，《商钟半月刊》1941 年第 2 期，第 11 页。

谈及自己的隐疾，甚至还会影响治疗。美国作家德博拉·海登在讲述欧洲人身染梅毒后的困境时说道："我们的发现令人讶异。19世纪后期，梅毒研究专家阿尔弗雷德·富尼尔（Alfred Fournier）估计，巴黎大约有15%的人感染梅毒。不过，无论在回忆录或传记中，都很少有人做过这方面的叙述，得过梅毒的人也很少写下他们的亲身经验。梅毒是生活中不可告人的秘密，诊断结果只能偷偷告诉最亲密的友人，以确保秘密不会外泄。这种事情羞于告人，所以日记上不会记载，通信时只以密语拐弯抹角地提到。……1907年，小说家茨威格指出，维也纳在20世纪初，每十个年轻男子就有一、二诊断出感染梅毒（通常是因为嫖妓），许多人只能听天由命。一个年轻人（或是老年人，或是女人）听到感染梅毒这个噩耗，首先面临道德上的困境：完全禁欲或是冒着传染给爱人的风险。"① 显然，人们对于疾病的忌讳，尤其是对于梅毒这类属于性病的隐疾是持讳莫如

---

① 德博拉·海登：《天才、狂人的梅毒之谜》，上海：上海人民出版社2005年版，第3页。

深的态度，这点在中西方文化中是相同的。

正如前文所提及的，妓女群体是感染性病的高危人群。我国娼妓制度一直存在，直到1949年后才得以全面取缔。从事性工作的妓女们所面对的是各色人等，因而她们就成为接触、感染、传播性病的主要载体。在梅毒的全球化过程中，军队的士兵、远航的船员与卖身的娼妓是传播的主要媒介。梅毒的这一传播程序通常是先由妓女传染给士兵、船员，再经由后者传播给异地的妓女，再由妓女在当地传播开来。毫不夸张地说，娼妓在梅毒等性病的传播过程中起到了中介作用。因而，民国时主张废娼的人士，就极力阐明娼妓制不利于社会对于梅毒等传染性疾病的防控。不过，妓女从事这一职业，多数是为生计所迫，她们也是被老鸨压榨的一群人，一旦感染梅毒等难以治愈的性病，后半生也就被毁了。民国时期，广州妓院林立，妓女众多，若非当红头牌名妓，普通妓女感染性病往往会被妓院老板扫地出门，以免影响妓院生意。这些被赶出妓院的女子，失去职业又被疾病缠身，为了活下去，她们只得沦为流娼或沦落街头，凄惨而死。

在隐疾的范畴中还有一类隐疾专属男性，也就是通常所说的阳痿、早泄等性功能障碍。这类隐疾于健康虽不至于有太大损害，但却是影响夫妻关系的重要因素。因此对于男人而言，此类隐疾更是对身心的双重折磨。蒲松龄在《聊斋志异》中就给我们讲述了山东寿光一位叫李象先的名士“生有隐疾，数月始一动；动时急起，不顾宾客，自外呼而入，于是婢媪尽避；使及门复痿，则不入室而反”[1]。可见其性功能已相当低下。

男士的这类隐疾很容易给婚姻生活蒙上一层阴影，苏青在《续结婚十年》中描述了周化人的隐疾阳痿给其婚姻带来的苦恼。据称，周化人在国外的时候，“曾经爱过一个异邦的女儿，只为羞于启齿求婚，他常常自渎，后来性机能便衰弱了，回国之后便娶了这位太太，一个善良的女人，他告诉我说：‘只是我不能够满足她，她又不便说出口来，但是我知道她是内心抑郁的，常常生小病，喜欢住医院。我也怕见她，就预备让她花钱住

① 蒲松龄：《聊斋志异》卷十二。

医院得了’”[①]。可见因为自身的隐疾，周化人内心有愧于妻子，这种心理直接造成他害怕见到对方，而其妻也以生病为借口离开了家。双方的冷淡使他们的婚姻名存实亡。因此隐疾给夫妻双方带来的心理隔阂，就难以消除。与周化人夫妇对于隐疾这种冷处理的态度不同，有些妻子对于丈夫的隐疾表现出明显难以接受的态度。这种态度造成的唯一后果就是婚姻关系的破裂。1937 年的《社会医药》杂志上刊登了一则真实的事，讲的就是妻子因丈夫阳痿而提出离婚。据报道，浙江余姚县有女名胡菊花，经人介绍与同城人魏某结婚，婚后胡氏发现丈夫“身患阳痿早泄等性病甚剧。因之，伉俪间幸福悉为葬送无余，而胡女自未免私增悲戚，讵魏之痼疾至今已数年，尚不见恢复。乃向地方法院，声（申）请与魏离异。此外更要求将全部嫁妆返还，及赔偿赡养费国币五千元，诉讼费由被告负担”[②]。

---

① 陶方宣：《尘埃里的姐妹花：张爱玲与苏青》，北京：中国财富出版社 2014 年版，第 70 页。

② 无名氏：《丈夫阳痿，妻请离婚》，《社会医药》1937 年第 4 卷第 4 期，第 573～574 页。

显然，撰写这篇报道的记者并不具有基本的医学常识，故而他才会把阳痿、早泄这类性功能障碍称为性病。从心理学的角度看，男性性功能障碍，尤其是青年男子，多数是由于缺少经验或者由于心理紧张等因素造成的。这种情况主观因素起到很大作用，并非生理性疾病。据调查研究发现，在男性性功能障碍中有 10%是因为其配偶的问题[①]，若伴侣正确引导与鼓励，则男子完全可以克服心理障碍，进而消除此类隐疾。但若得不到伴侣的理解，甚至遭到冷漠、鄙视，则只会加重男方的心理负担，使他的“隐疾”越来越严重，最终造成婚姻的不幸。

---

① 李宏军：《丈夫“阳痿”，妻子也要“看病”》，《大众医学》2013 年第 5 期，第 57 页。

04

“习存含香”：口臭的文化史

在人体散发出气味的各个器官中，口无疑是最主要的部位。口是人们发声交流的载体，是人与人间接接触的感知器官之一。如果说我们的鼻是来识别他者气味的“探测器”，那么口就是让他者识别的“发声器”。人体的诸多隐疾也可以通过口味、口气来进行识别，如口臭常由牙周炎、龋齿、口腔疾病或者消化系统疾病引起，口甜则可能是患有糖尿病。因此，若懂得一定的医学知识，我们可以通过口味、口气来进行自我身体状态的判断。绝大多数时候，“口气”一词本身就等同于“口臭”，它对于患者来说是一种隐疾。口气既能提示身患某种隐匿性疾病，同时也让患者本身难堪。

一、历史名人与口臭

历史上不乏因为口臭而被皇帝厌恶的大臣。东汉桓帝时，侍中刁存，年老口臭，但又需要经常与皇帝商讨政务，他的口臭就让汉桓帝实在有些受不了，但又碍于其老臣身份不便言明。一日，朝务议毕后，皇帝赐刁存一片丁香，令其含在口中。刁存口含丁香，却不知何故，只觉口中辛辣、刺舌，又不敢咀嚼。口含丁香的刁存自觉犯了大错，皇帝赐他的应是毒药。回到家后，他与家人诀别，泣不成声，已抱定必死之心。他的同僚、朋友询问他最近是否犯有大错，他寻思之后不曾发现自己犯了必死的过错。于是，众人让他吐出口中所含之物，看后，恍然大悟，原来桓帝所赐乃是除口气的丁香。众人大笑，刚才还惊慌失措的刁存，这才如释重负，干脆直接把丁香嚼碎，吞下了肚。郑樵《通志》中记“后来，三省故事：郎官口含鸡舌香，欲其奏事，对答芬芳”。这就是“奏事芬芳含丁香”的典故。鸡舌香即丁香。在东汉末年的《名医别录》中记载，丁香芳气袭人，柔软细小、性温味辛。正是因其芳香的特性，人们常将它作为香料，用以除去各种异味和臭气。桓帝这招不动声色的赐香，将不明就里的刁存吓得半死不说，还开创了一种觐见帝王的礼仪，也算是昏聩的桓帝对历史的一点贡献。

汉代的刁存因为口臭，被皇帝吓出一身冷汗；而唐代的宋之问，同样因为口臭的毛病影响了其仕途的发展。宋之问是唐代诗人，活跃于武周时期，因其诗才被皇帝赏识，与沈佺期并称“沈宋”。宋之问二十岁时便已成名，尤其擅长写五言律诗，据说时人无有能胜他者。后入仕途，得到武则天宠幸之臣张易之兄弟的赏识。宋之问便依附于此二人，进而有了伴随皇帝左右的机会。武则天出游洛阳龙门时，诏从臣赋诗，左史东方虬先作成诗一首，武则天赐以锦袍。稍后，宋之问献诗更胜前者，众人看后叹服，武则天于是“更夺锦袍，赐之”。由此可见其才。宋之问虽有才，人品却不行。因受张易之兄弟牵累，宋之问被贬泷州。不久，他又逃回洛阳，藏匿于张仲之家中，此人与驸马都尉王同皎等人谋划暗杀武三思。事被宋之问得知，他便让侄子将此事告发，以赎自己先前之罪。经此事后，宋之问再被起用，并投靠武三思，但他这种出卖背叛的行为，被时人所鄙夷。唐睿宗继位后，宋之问因曾趋附张易之、武三思，被贬官流放，途中感慨宦海沉浮，作下多首名篇，为世人传诵。宋之问作为诗人的一生还算成功，可其做官、为人却饱受诟病，人品极差、仕途平平，终其一生也未担任过重要职位。据说武周时期，宋之问曾求北门学士之职，却未被批准。北门学士一职设于唐高宗乾封年间，武后时期，召弘文馆学士刘祎之、著作郎元万顷等人为翰林院待诏，入禁宫撰书，后又密令这些人参与机要决策，以分制宰相之权，因常于皇宫北门等候召见，故时称北门学士。北门学士官品不高，但因经常在皇帝身边，故获得重用的机会更多。

北门学士所招之人多以才是举。宋之问的才学已得武则天的赏识，但最终却未被召入北门之列。为此，郁闷的宋之问作《明河》诗以见其志。诗末有："明河可望不可亲，愿得乘槎一问津。更将织女支机石，还访成都卖卜人。"武则天看到宋之问这首诗后，对崔融说，她并非不知宋之问有奇才，但恨有口过耳。这话被宋之问得知后，终身惭愤。其实，口过就是口臭的文雅说法而已。武则天因口臭而不允宋之问入北门学士之列，难怪宋之问会终身惭愤。他惭愧的是自己的口臭，愤慨的恐怕就是武则天因他口臭而不录用的行为了。与刁存相比，宋之问因为口臭而倒了大霉。

史书并没有详细记载这些名人口臭的原因，以及治疗的方式，因而我们也不便做过多推测。只是有一点可以明确，那就是这些人确实因为口臭给生活交往带来了极大不便。这类口臭是自身隐疾，还有一种口气则是外部感染所致，比如吃了气味强烈的食物。当然，人若尝了粪便势必也会有口臭。这样的事就发生在越王勾践的身上。

越国被吴国灭掉后，国王勾践为复国，可谓处心积虑、励精图治，他不但卧薪尝胆以告诫自己灭国之耻，还想尽一切办法麻痹吴王夫差。夫差出行时，勾践为他牵马坠镫；夫差生病后，勾践竟尝其粪便，以此来安慰夫差。勾践这种忍辱负重的行为，让人不得不佩服。据《绎史》记载，夫差生病后，一天，勾践对夫差说，大王的病到三月壬申即可痊愈。夫差不以为信，反问勾践：“何以知之?”勾践回答，我曾听闻人生病后其粪便“顺穀味逆时气者，死；顺时气者，生。今者臣窃尝大王之粪，其恶味苦且楚酸，是味也应春夏之气。臣以是知之”。夫差听后感动万分，还夸奖勾践是“仁人也”。于是，“赦越王得离其石室去，就其宫室，执牧养之事如故”。勾践尝粪的行为使他有机会脱离夫差的直接监视，继续去牧马放羊。如此，他就更有机会去筹划复国大计。这就是我们熟知的勾践尝粪的故事。不过，自从勾践“尝粪恶之后，遂病口臭”。为了不让勾践在众人面前觉得难堪，范蠡想出一招，即“令左右皆食岑草，以乱其气”。岑草是什么呢？它的俗名叫折耳根、臭耳根、鱼腥草，食后口中有股臭味。为照顾勾践的自尊心，做臣子的也真是不容易。后来，吴王夫差的病果然在勾践所说的日期康复了。夫差“心念其忠，临政之后，大纵酒于文台。吴王出令曰：今日为越王陈北面之坐，群臣以客礼事之”[①]。勾践的口臭是自找的，虽因此事丢了自尊，却赢得战略上的转机，此行为恐非枭雄不能为之。

二、口臭的困扰与禁忌

口臭在人际交往中是一大障碍，它会给对方造成厌

---

① 马骕：《绎史》卷九十六上，上海：上海古籍出版社 1993 年版。

恶感，使人难以接受这种气味，最终又会给有口臭者带来不良影响。民国时，一位名叫何卓的医生在总结口臭给人们生活造成的困扰时说：“世间常有因为口臭而和爱侣绝缘的，或使夫妻感情破裂的。这是我们常常听到的例证。但普遍在讲话的时候，对方如是此症患者，则一股使人难闻的口臭气味，任何人对之也不会起一种好感的。”①

在生活中若患口臭，确实让人有些难堪，不但自己不舒服，更为严重的是还会影响到周围的人。《儒门事亲》中记载了一名男子因患口臭给生活造成的困扰，其云：“赵平尚家一男子，年二十余岁，病口中气出，臭如发厕，虽亲戚莫肯与对语。”② 如此严重的口臭，着实会给人的正常交际带来不少麻烦。此外，口臭也可使情侣关系终结、夫妻婚姻破裂。1939 年，一位名叫悔九生的作者就讲述了一名宁波女子项美香因丈夫口臭提

① 何卓：《口臭的原因是什么》，《康健杂志》1934 年第 2 卷第 4 期，第 21 页。

② 张从正撰，徐江雁、刘文礼校注：《〈儒门事亲〉校注》，郑州：河南科学技术出版社 2015 年版，第 218 页。

出离婚的故事。据他说，项美香当年二十五岁，受过相当的教育，具有一定的文化知识，于民国二十四年(1935年）奉父母之命、媒妁之言，嫁与当地富商沈家驹为妻。结婚四年，夫妻未经敦伦之礼（也就是从未圆房）。最终，项美香聘请律师向法院提出调解离婚。据称其理由是，项美香嫌弃丈夫口臭，且呆头呆脑，故而感情不洽。对于这种情形，悔九生作打油诗一首，如是评价："世道人心不可论，如何口臭便离婚。痴呆不解风流事，断绝闺房夫妇恩。"① 若按常人观点，沈家驹有钱、有学历（当时正在读大学），嫁夫如此也算非常圆满，即便有点口臭，又有何妨呢？怎奈此人不但口臭，还不解风情，加之项美香又是知识女性，自我意识较强，所以离婚之事就在所难免，并非如该文作者所说那样是"世道人心不可论也"。1947年的《星期六画报》上刊登了一则因口臭让男朋友感到不舒服的事情：张椿华与周莉娟二人感情甚笃，但却因周莉娟有口臭使

---

① 悔九生：《不知所吟集（六）》，《五云日升起楼》，1939年第1卷，第7期，第11页。

张椿华怕与她见面。张对朋友抱怨道：“真讨厌！她总来，我实在见了她害（很）头疼，然而又不便谢绝她来，她嘴巴里已经有了一种气味，在对面说话的时候很容易闻到。”[①]

另外，在一些对身体洁净度要求较高的职业中，有口臭者也是不被允许参与其中的。高级茶叶的采制过程，就要求茶叶的采摘与制作者必须保持身体洁净，除去一切污秽之气，以避免对茶叶品质的污染。《续茶经》中讲：“采茶、制茶最忌：手汗、体膻、口臭、多涕、不洁之人及月信妇人，更忌酒气，盖茶酒性不相入，故采茶、制茶切忌沾醉。”[②] 就是对此的最好说明。

三、口臭的认知史

对于口臭产生的原因，我国古代医学典籍中给出了许多解释，如隋代医学家巢元方在《诸病源候论》中说：“口臭由五脏六腑不调，气上胸膈。然腑脏气臊腐

---

① 《误把口臭当作肺病，张椿华讨厌周莉娟》，《星期六画报》1947年第37期，第9页。

② 陆廷灿《续茶经》卷上之三。

不通，蕴积胸膈之间，而生于热，冲发于口，故令臭也。”宋代医学家陈言在《三因极一病证方论》中，对引起口臭的原因及其病理做了较全面的阐释，他说：“夫口乃一身之都门。出入荣养之要道，节宣微爽、病必生焉。故热则苦，寒则醎，宿食则酸，烦燥则涩，虚则淡，瘅则甘，五味入口，藏于脾胃，行其精华，分布津液于五脏，脏气偏胜，味必偏应于口，或胃热则口臭，凝滞则生疮，不可失睡，失睡则愈增。”① 这是从五味不调的角度来解释，认为口臭的原因是由胃热引起的。同时代的医家严用和在《济生方》中进一步指出口臭“为齿之病”②。金元时期的著名医学家李杲还指出，若食肉过多也会引起严重的口臭，“污秽之气使左右不得近”，这种口臭就需要一种叫“升麻黄连丸”的药物来治疗。而因牙齿等口腔疾病引起口臭，则需“牢牙

---

① 陈言：《三因极一病证方论》，北京：中国医药科技出版社2011年版，第285页。

② 严用和：《济生方》卷五，北京：人民卫生出版社1956年影印本。

散”医治。[①] 明代的《薛氏医案》中记载了一名男子口臭，其病因是牙齿赤烂。[②]

简单回顾我国传统中医学对“口臭”的认知后，我们发现在医家看来，引起口臭的原因主要有脏腑之气不调、齿病，以及食荤过多。也就是说，口臭病因有内源性与外源性之分，内源性又可分为脏腑疾病与口腔疾病两类。结合现代医学的实证研究后，我们发现传统中医对于口臭病因的认知还是比较准确的。

口臭这种看似不大的隐疾，在日常人际交往中却能给人带来不小的困扰，因患口臭而让人厌恶的事件也不新鲜。民国时期，在各大报刊上经常能见到各类治疗口臭的小广告与案例。1921 年，《绍兴医学报》上登了一则名为《治疗问答：答赵子仪问口臭疗法》的消息。从该消息内容来看，患者赵子仪口臭已三年，曾广求医治，服过华洋药，并无效果。大夫给他的诊断是：“口

---

① 李杲：《兰室秘藏》卷上、卷中，北京：人民卫生出版社 1957 年影印本。

② 薛己等：《薛氏医案》卷十，北京：中国中医药出版社 1997 年版。

唇本是脾官窍，湿浊升蒸胃火煎。竹叶石膏加味饮，丁香噙化沁香泉。”而后便开具了中药方子。[①] 从药方看，这是一位中医大夫的诊治，而患者赵子仪三年口臭治疗史，之所以没取得什么疗效，估计是因用药没有对症。正如前文所言，口臭的原因是多种的，要准确诊断出病因并非易事。

又如1935年上海《圣公会报》上刊登了一段关于口臭原因的认识，内容如下：

口臭一病于交际方面殊有妨碍，往往高朋满座，谈笑风生之处，自己之礼貌言辞虽极其得当，一种特殊的气味暗暗发泄，总不免令人蹙额。此病之原因多由肠胃积热不解，火上升，大便秘结所致。每晨以当归龙荟丸一钱，盐汤送下，俾积热下行，自能痊愈。[②]

---

① 胡天宗：《治疗问答：答赵子仪问口臭疗法》，《绍兴医学报》（星期增刊）1921年第80期，第6～7页。

② 无名氏：《小常识：口臭、讽刺、反胃》，《圣公会报》1935年第28卷，第15～16期，第7页。

这种笼统的看法若恰好对症，估计还是会有一定疗效的，只是在多大比例上能对症，我们不得而知。之所以会出现这种情况，也是源于时人对口臭病因的认识不清。

对于口臭的日常预防与治疗，西医更强调刷牙及口腔清洁的重要性。1933年的一本健康科普杂志称：“口臭有因胃肠与呼吸器有病，若用鼻呼吸就可以明白的，但是普通人的口臭多因齿的腐蚀而起。要试验是否龋齿，可用牙签插入齿穴中，若牙签有臭气，那断定其齿穴中有齿虫作祟了。其他因食后不漱口，把食物残屑嵌入牙缝或因患齿槽漏，再有一种患口内炎，臭气尤大。所以，口臭的人第一要把牙根治疗，第二每次食后立即要把口内齿缝刷干净，第三勤刷牙，用硼酸水漱口。”[①] 有医生王群英，更详细地区分了口臭的原因“大致有二：一是口腔之疾病；二是口腔外之疾病”。口腔疾病又可分为七项：“口腔细菌、龋齿、坏牙、颌骨炎症、创伤感染、扁桃体炎、口腔黏膜皮脂腺异味。”口腔外的疾病就更为复杂多样，主要有“糖尿病、贫血症、妊

① 冰玉：《妇女的口臭》，《长寿》1933年第62期，第94页。

娠的妇女，或口腔无他种疾病而大便不通顺的，与气管接近的症候，如鼻腔臭，因第三期梅毒而发生的鼻腔之坏疽、肺坏疽等，气管炎、支气管炎、慢性咽喉症，在消化气管方面有食道癌、胃癌等，有多食或忙迫的饮食致胃内储蓄许多不胜消化之食物，以发酵”。总之，西医对于口臭原因的认识更为细致、准确。正如作者在文末所说：“凡疾病施以最适宜之治疗，必先确定其为何种疾病，欲达到此目的，必先诊查既往症、现在症，然后应用疗法，口臭的原因，其关于牙齿的，依法治疗，则能消除口臭，其因齿垢而起的则当以相当手术（即洗牙）除去之。总之，当对症下药，可免口臭矣。”①

在一大段医学内史分析之后，我们大致了解了医学对于口臭成因的认知过程。人类要清楚地认识某一疾病的成因并非易事，而找到病因后，通常也意味着治疗会进入更有针对性的阶段。在上文中，我们已经知道引起口臭的原因颇多，医生想确定是何病因，也需要技术化

① 王群英：《口臭的研究》，《方舟月刊》1937 年第 33 期，第 56 页。

验与临床经验的判断才可能实现。回顾中西医对于口臭的检验技术，可以发现传统中医主要还是采用“望闻问切”四法，结合医生的经验来判断；西医则主要靠化验技术进行诊断。因口腔疾病引起的口臭，化验手段相对简单，也比较容易判断，而若病源是其他疾病，口臭只是并发的表征，那就比较复杂了。有医生根据多年从医经验总结出一套大致判断口臭病因的方法，如“臭鸡蛋味提示口腔疾病，酸臭、腐臭警示肠道疾病”[①]。不过经验判断毕竟不能代替技术检测。因此，在人类对口臭成因的认识过程中，“吹气检测”技术的出现可谓是革命性的。当代西医常用的检查口臭的仪器主要有气象色谱仪与硫化物检测仪。硫化氢、甲硫醇和二甲基硫可使人产生口气，硫化物检测仪器可以分析这些臭源性物质的浓度，以明确口臭的原因。

相似的口臭检测技术，美国在 20 世纪 30 年代就已经采用。1939 年《青年知识画报》上发表了一篇名为

① 韩燕：《闻口臭识疾病》，《科学新生活》2013 年第 7 期，第 30～31 页。

《口臭的科学观》的科普文章，对这种气味检测技术进行了简要的介绍。是文称该技术“出自美国西北大学，最近三年来在该校受检验者已有三千人，几乎全数是小孩，咸有口臭的病情”[①]。检验方法是先吸清洁而经过加热的空气入口腔，再将气吹入装有液化空气的化验瓶内，经过化验就能明确口臭的原因。

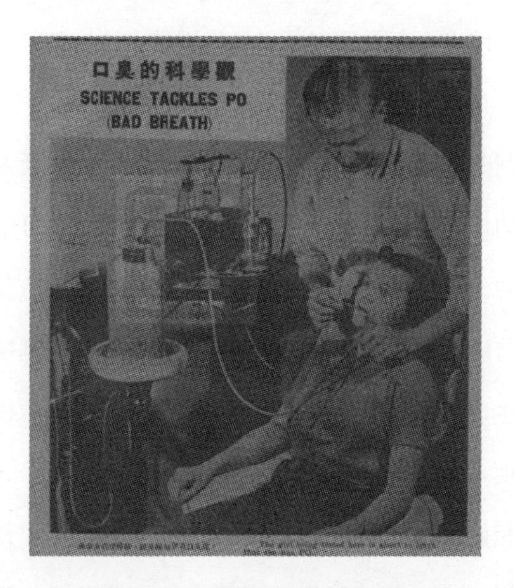

图 4—1　正在接受检测的少女

---

① 无名氏：《口臭的科学观》，《青年知识画报》1939 年第 4 卷 48 期，第 21～22 页。

图 4—1 是一位正在接受检测的少女，患者通过向瓶内吹气的方式供医生收集样本，之后医生用设备化验气体的成分，以查明口臭的原因。图 4—2 是医生正在调试化验管的容量，图 4—3 表示的是口腔内容易形成口臭的部位，除了扁桃体，最难去除的口臭发生于后舌，最容易去除的是前舌部分的口臭。他们建议患者通过经常以硬腭与牙齿相互摩擦，来保持口腔清洁。

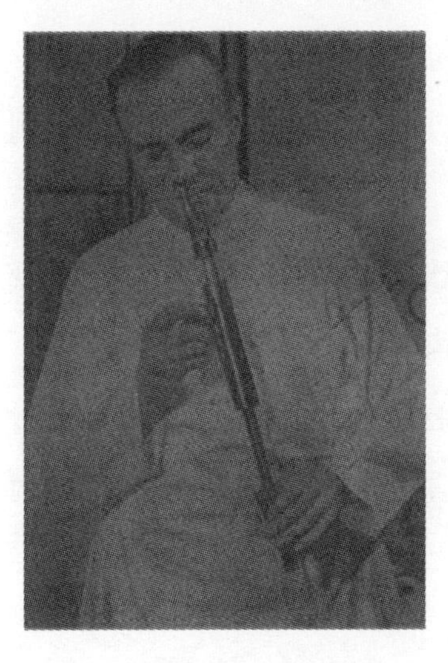

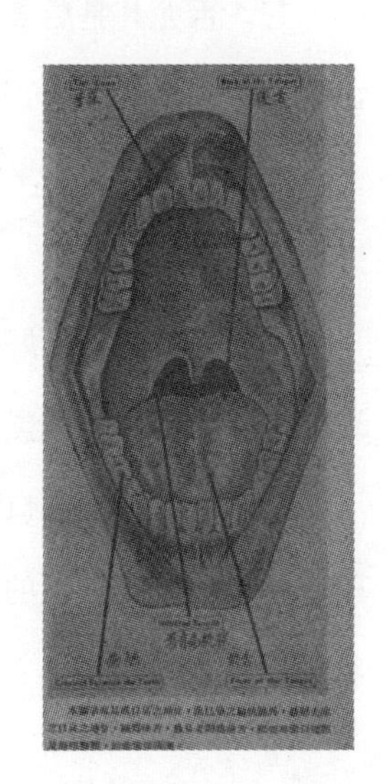

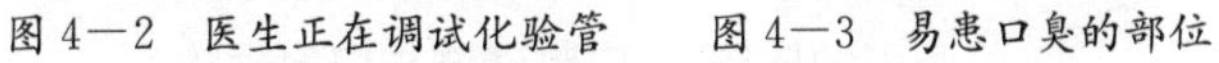

图 4—2 医生正在调试化验管　　图 4—3 易患口臭的部位

对于如何去除口臭，该刊物从口腔清洁出发，给出了几点建议：

一，若食物屑间杂于牙齿、牙床间，而不去除之，或牙床患疾是为口臭的原因，须找牙医诊疗之，且一年必须检查两次。

二，幼孩每日必须刷牙两次，且应有力地上下洗刷，以洁除牙齿缝隙的食物残渣，此外，牙床也须加以清洗。

三，舌尤其是后部的粗糙面，很容易残留腐烂食物或细菌，其清洁之法，可用抗毒果酱及食垢清洁器。

四，勤漱口，一半以上的口臭症，可以用漱口及刷牙的方式消除。

五，好吸烟者及好饮酒者，宜每三个月到牙医处处理一次牙垢，以避免黑齿与口臭。

总之，做好个人口腔清洁是预防口臭的重要措施。刷牙与口腔健康知识的宣传普及也是“文明进程”的内容之一。

四、刷牙的历史：口腔清洁与口臭预防

通过上面的论述，我们发现人们对于口臭原因的认

知是一个渐进的过程，但是对于因口腔不清洁而引起口臭，一直都有比较准确的认知。因此，我们就来回顾一下我国古人是如何进行口腔清洁与预防口臭的。

在一本成书于晚唐时期（9－10世纪）由阿拉伯人写的《中国印度见闻录》中，有这样一段记载可兹佐证，书中说：“印度人使用牙枝，他们如不用牙枝刷牙和不洗脸，是不吃饭的。中国人没有这一习惯……在中国刷牙是不礼貌的，中国人饭后漱口。”印度人使用的牙枝就是杨枝，玄奘《大唐西域记》载：“馔食既讫，嚼杨枝而净。”杨枝也叫齿木，在印度被广泛用于清洁牙齿，义净说这种齿木“长十二指，短不减八指，大小如小指，一头缓，须熟嚼良久，净牙齿”。在印度，通过咀嚼齿木以清洁牙齿的方式是很普遍的，“三岁童子咸即教为”[①]。阿拉伯人也有用牙枝的习惯，他们的先知穆罕默德用的剔牙枝是来自西奈山上的一种芳香四溢的树木。传说他在清真寺的时候，经常用剔牙枝的另一

① 释义净：《南海寄归内法传》卷二《衣食所须》，北京：中华书局1995年版，第74页。

头来掏耳朵，夜晚礼拜前再用那头剔牙，饭后也要用它剔牙。[①]

与印度、阿拉伯相比，中国古代更为流行的洁牙方式是揩齿。关于中国人何时形成刷牙习惯的这个问题，不少史书说始于唐代。但是，经人考证发现其实唐代更为流行的方法不是刷牙，而是揩齿或漱口。[②] 从时间早晚看，我们相信漱口这种简单的口腔清洁方式要早于揩齿。大概最晚在东晋时期，人们已经知道用盐末揩齿的方法来清洁牙齿。[③] 不过对于揩齿这种方式在社会上的普及度，我们不可过高估计。

在敦煌壁画中有不少反映揩牙的画面（如图 4—4）。据王惠民先生统计，敦煌壁画中的刷牙图至少有 14 幅，最早的刷牙图见于中唐时期的第 154、159、186、361 窟的《弥勒经变》中。[④]

---

① 穆尔加：《简明伊斯兰世界百科全书》，吉益译，北京：旅游教育出版社 1991 年版，第 388 页。

② 陈星灿：《中国人刷牙的历史有多久》，《考古随笔 2》，北京：文物出版社 2010 年版，第 187 页。

③ 陶弘景：《养性延命录》，上海：上海古籍出版社 1990 年版。

④ 见李晓军：《牙医史话——中国口腔卫生文史概览》，杭州：浙江大学出版社 2014 年版，第 44 页。

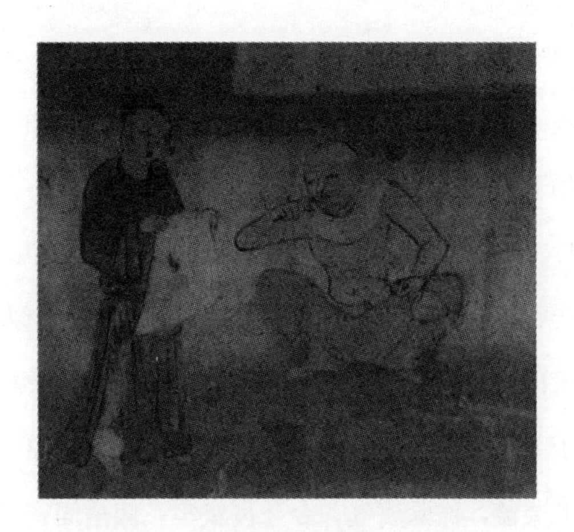

图 4—4 敦煌壁画中的“揩牙”

总体上看，五代以前，揩齿这种方式在中国并不常见，可能漱口相对而言会多一些。即便到了 21 世纪，也并非所有的中国人都养成了良好的刷牙习惯。2004 年的一项调查显示，中国人的刷牙率虽然已经由过去的 30%上升为 70%，但起码还有 3 亿人不刷牙。而且在刷牙的人群中，有将近七成的人不知正确的刷牙方式，许多人只是拿着牙刷胡乱搅和，结果刷过的牙齿照样长着厚厚的牙菌斑①，久而久之，口气也不清新了。

---

① 温长路：《民歌诗词话养生》，北京：中国中医药出版社 2010 年版，第 34 页。

历史上宋代的人最强调刷牙的重要性，这一时期的许多医书中均对刷牙与牙齿保健做过全面详细的说明，分述如下：

1. 指出刷牙与身体健康息息相关，若牙齿不好，可能会引起全身疾病。正如民间经验所言，一个人健康与否可以从其牙齿的好坏上来判断。《圣济总录》卷一百二十一《揩齿》中就说："揩理盥洗，叩琢导引，务要津液荣流，涤除腐气，令牙齿坚牢，龈槽固密，诸疾不生也。……或缘揩理无方，招风致病，盖用之失宜，反义为害，不可不知也。"

2. 规定漱口、揩齿的时间与操作细节，这些主要见于《太平圣惠方》。如该书卷三十四中记有"揩齿朱砂散"的用法："每日早、晚各以温水漱口三五度，用药揩齿。"又有"揩齿龙脑散"的用法："每日早晨及临卧揩齿。""揩齿散"是"每日早晨及夜卧，常用揩齿"。有时还提到"每日二三次揩牙"。可见彼时的医生对于牙齿保健的重视理念，已与今天所倡导的牙齿健康保健知识并无二致。

3. 用于揩牙的"牙膏"名目繁多。古代当然无

“牙膏”这种叫法，不过有与它功能类似的药物制品，名曰“劳牙散”或“揩牙散”，也可称之为“牙粉”。如上条中介绍的“揩齿龙脑散”“揩齿朱砂散”，还有“揩齿桑葚散”“揩齿龙骨散”“揩齿麝香散”“揩齿槐枝散”“揩齿莲子草散”等数十种散剂。这些揩齿散剂的用法常为“以指点药，揩齿上”。《博济方》卷三记载了一种名为“揩齿乌髭地黄散”的药物的用法：“每日夜用之揩齿。揩齿法，欲使药时，用生姜一块，如杏仁大，烂嚼，须臾即吐却滓，以左手指揩三、五遍，就湿指，点药末，更揩十数遍。”①

宋代佛门子弟在日常起居中也很重视洗漱和揩牙，如《禅院清规》中规定早晨起来盥洗漱口“使用齿药时，右手点一次揩左边，左手点一次揩右边。不得两手再蘸。恐有牙宣、口气过人”。对于揩齿技术做如此详细的说明，犹如今天我们教儿童刷牙应注意“左右刷、前后刷，上下左右全刷到”那般细致。可见当时对牙齿

---

① 王衮：《博济方》，王振国、宋咏梅点校，上海：上海科学技术出版社2003年版，第91页。

清洁与避免口臭关系的认知程度之深。不过在社会生活层面，民间百姓恐怕就没有如此多的讲究。莫说如此复杂的揩齿，就连简单的漱口能做到的人也不太多。日常漱口所用的水，多是白水，条件稍好者用些茶水、姜汤漱口。青盐也是一种使用较多的洁牙剂，常常配合漱口使用。《红楼梦》中大观园中的公子、小姐们在漱口之前都会先用青盐把牙齿擦一遍。这种青盐含杂质较多，不能食用，但可作为洁牙剂。擦牙的青盐常被做成棱柱形状，方便使用。

揩齿除用手指之外，古人还会用到揩齿布，我国大约在晚唐时候就有揩齿布了。1987 年，考古队在清理西安法门寺唐塔甬道时，在发掘的一块记录衣服的碑文中就刻有“揩齿布一百枚”的字样。宋代的医书《圣济总录》中的“治口臭揩齿方”从另一个侧面透露出揩齿布的用法，“每日早，取杨柳枝咬枝头令软，摭药揩齿，瞬水漱，复以棉揩，令净”。南宋张杲《医说》中谈到用丁香散治口臭，也是用绢揩齿。[1] 依据文献记载判断，揩齿布似乎既可以直接蘸药揩齿，也可作为手指揩齿之后的一道清洁工序。

从人类历史上看，清洁牙齿的试剂虽出现较早，不过真正向全民普及还是经历了一个相当漫长的过程。“和香水、胭脂与乳罩一样，牙粉、牙膏之类的洁牙剂可以追溯到古代。在两千多年前，有一位希腊医生曾用诗写下一张配制牙膏的方子。美国建国之初，时人尚不知使用牙刷，乔治·华盛顿的牙医告诉他要用一块布蘸了白垩擦牙齿。数十年之后，牙刷传入美国，不过，洁齿剂依然是一种奢侈品，并未实现大众化。到了 1859 年，纽约有一个名叫维康·亨利·郝尔的药物批发商首创一种红色的擦牙水，取名‘苏珊顿’(Sozodent)——是混合希腊文‘保全’与‘牙齿’两个单词而成。‘苏珊顿’含有酒精 37%，对牙齿有害无利。但是，1894 年郝尔逝世时，却已饱赚一千万美金。

---

① 见李晓军：《牙医史话——中国口腔卫生文史概览》，杭州：浙江大学出版社 2014 年版，第 47 页。

不过‘苏珊顿’虽然损害牙齿健康，后又因牙粉与牙膏的兴起而被废弃，但是至少对它大肆宣传的广告教导美国人要开始刷牙齿了。第一个制造牙粉的美国人是牙医亚瑟·怀特·里昂，他的第一批产品名叫‘里昂牙片’。这些牙片是把牙粉压成一块薄饼形和条形的巧克力糖一样分成许多相连的小块，用时便折一小块下来放在牙刷上。1874年，里昂又制作了瓶装的牙粉，后来又改为罐装，销路压倒牙片。美国在南北战争之前就有牙膏出售，有的是舶来的，有的是牙医为他们的病人调制的。牙膏原来是装在小瓶里，用的时候须将牙刷伸到瓶里去蘸。这个使人们感觉到不卫生而畏缩不用。可以捏的试剂管是美国人约翰·兰德于1841年发明出来装绘画颜料用的。在1892年，另一名牙医谢菲尔德开始使用这种管来装牙膏。一经问世，不胫而走，迅速为消费者接受，也奠定了今天牙膏外包装的雏形。”①

① 毛毅：《洁齿史话》，《申报》1947年8月30日。

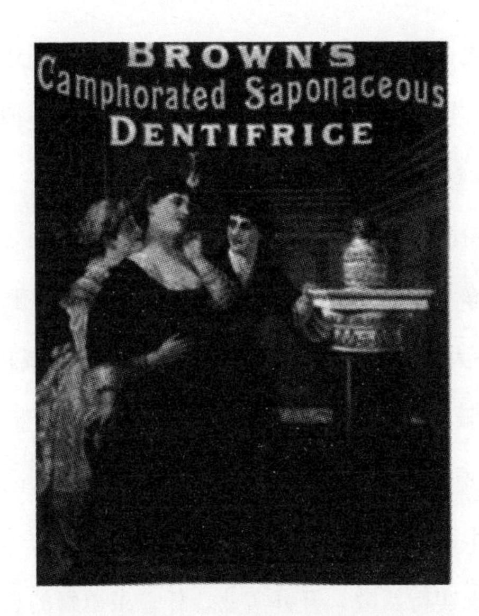

图 4—5 20 世纪初美国的牙粉广告

这是牙粉、牙膏等现代牙齿清洁剂在美国的演进史。关于它们在中国的引入与推广过程，李晓军《牙医史话——中国口腔卫生文史概览》中有概要介绍。[1] 19 世纪末，与其他洋货一起，牙粉、牙膏也进入中国，并开始在城市中流行开来。这时期主要的使用者是学生、公务人员、社会名流、名妓等，刷牙也成为"文明人"

① 李晓军：《牙医史话——中国口腔卫生文史概览》，杭州：浙江大学出版社 2014 年版，第 164～210 页。

的象征之一。不过刚开始，人们对刷牙的作用还不太清楚，担心用毛刷这样长久地刷下去，牙齿会坏掉。例如1876年《格致汇编》中《论牙齿》一文就说：“有人喜欢用牙粉刷牙，此质虽能令牙齿变白，但久用之，则外壳消磨净尽，而牙亦易坏。”而在普通人看来，那些“每天一大早就往嘴巴里塞些粉子，弄得满嘴的泡泡，跟洗衣服似”的文明人，用牙粉刷牙“简直是脏死了”[①]。要是这些刷牙的文明人听见这样的议论，估计得气个半死。

清末实行新政，开办实业，任直隶总督的袁世凯鼓励、扶持商人兴办实业，其中就有牙粉厂。20世纪初，较为知名的牙粉国产品牌有“地球牌”“老火车牌”“同行牙粉”等。第一次世界大战爆发后，中国的民族企业迎来了发展的春天，牙粉业也有了较大的发展。这在上海、天津等大都市的报纸广告中体现得尤其明显。1914年《申报》刊登一组竹枝词，其中就有描写小商贩销售

① 《清末绅士追时尚，一把牙粉嘴里塞》，《都市快报》2004年5月12日。

国产牙粉的情形：“兜售牙粉把铃摇，假虎真人次第跑。为欲国人用国货，别开生面活商标。”当时有个叫徐景明的牙医说：“迄今牙科林立，而售卖牙水、牙粉之街招复纷纷接与目帘，莫不各言其妙。”可见此时牙粉等洁牙剂，作为新生事物被大力向民众推广。

中国国产牙膏行业起步相对较晚。在 1915 年，汉口民生化学制药公司才开始制造牙膏。《牙膏史》说，1922 年上海的中国化学工业社，生产了我国第一支管状牙膏。不过，牙粉、牙膏这种洋玩意儿对于大多数中国百姓来说，仍是新奇之物，以至于闹出一些笑话。1923 年 5 月的某期《申报》上刊登了一则《误把牙膏当炸药》的趣闻，说山东临城县有名贵妇遭人绑架，绑匪在翻人口袋时，“忽见牙膏，匪不识其用，询之女士，女士挤出少许于牙刷上，匪大惊，遽跃出五尺外，擎枪作势，盖误以为炸药也”。

当时，上海是中国牙膏生产的中心，20 世纪 30 年代上海就有 16 家工厂及药房兼产 24 种品牌的牙膏，牙膏销售量达 60 万打。到 20 世纪 40 年代，上海的牙膏厂增至 78 家，品种达 110 种之多。另外，在 1949 年以前，开放程度较高的天津地区也有9家牙膏、牙粉厂，广州有7家牙膏厂。据统计，民国时期有近百家工厂生产过120余种牙膏。

无论是牙膏还是牙粉，均是舶来品，起初从国外进口，所费甚巨。鲁迅牙齿不好，所以他十分重视牙齿的保健。在他的日记中有不少记录买牙粉、牙膏的花费，如1912年6月16日，他上午在青云阁买袜子、日伞、牙粉，花了二元六角钱。11月，又去青云阁买拭牙粉一盒。1914年11月，鲁迅在青云阁买牙粉一盒，6角钱。对于有稿费收入的鲁迅先生来说，6角钱的牙粉价格还不算贵。但对于普通大众而言，花6角钱来买这玩意儿，显然是过于奢侈了些。民国时期，牙粉、牙膏作为进口物品，被列为奢侈品行列，大有今日法国高档香水的派头。据1935年《申报》上刊登的一则名为《最近奢侈品进口总数》的消息称，当年1月至7月底，进口牙粉、牙膏所花共80.824个黄金单位。[①] 1936年前

---

① 黄金单位：计量黄金重量的主要计量单位为盎司、克、千克(公斤)、吨等。国际上一般通用的黄金计量单位为盎司，我们常看到的世界黄金价格都是以盎司为计价单位。1盎司等于31.103481克。

五个月“牙粉、牙膏进口，计国币二十一万四千六百三十五元”，占到整个进口化妆品总数的六分之一还多一点。可见当时在进口牙膏、牙粉方面花费之高。

正是由于作为舶来品的牙膏成本很高，在第一次世界大战期间的“抵制日货”“抵制洋货”的民族运动中，国产牙膏的销售广告封面大多也印上“请用国货”“提倡国货”“中华国产”等字样。（如图 4—6）

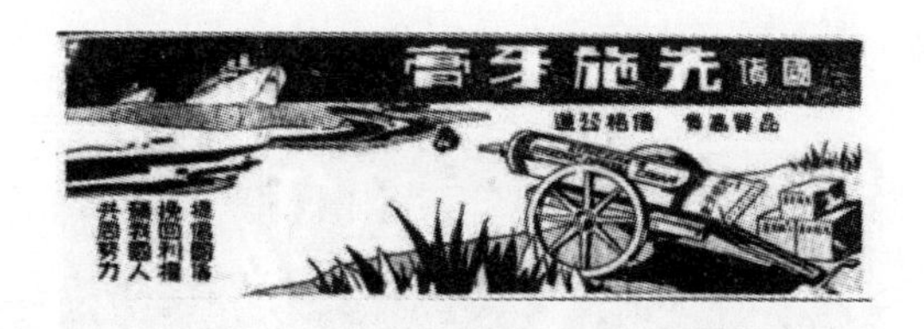

图 4—6　国产先施牙膏广告：“炮打舶来品”

总之，当时大城市中的刷牙用品，那是一个琳琅满目、千奇百怪，广告对其功效的宣传也是极尽夸张。幽默大师林语堂写过一篇《我怎么买牙刷》的生动小文，对当时的情况有直接的反映。他说：“假如我买文明牙刷的这段历史像一幕悲剧，那么我寻求文明牙膏的经验，真如一部一百二十回小说。那些各种牌号的牙膏、牙粉互相攻讦的广告，读了令人眼花缭乱。简单地叙述起来，各种牙膏、牙粉、牙水我先后都已用过……我觉得用起来，无论哪一家都是一样，都不能伤损我生成洁白无瑕的牙齿。我看见过化学室化验的证书，说某种牙膏于几秒钟能杀死几百万微菌（后来有医生告诉我，此家消毒水杀菌力不及盐水）；有某家广告警告我‘当心粉红的牙刷’，说是用错牙膏，牙龈脓溃的先兆（其实刷牙时用力，牙龈微出血，是当然的事）；有的广告警告我，市上牙膏十有八九是完全无用的。”①

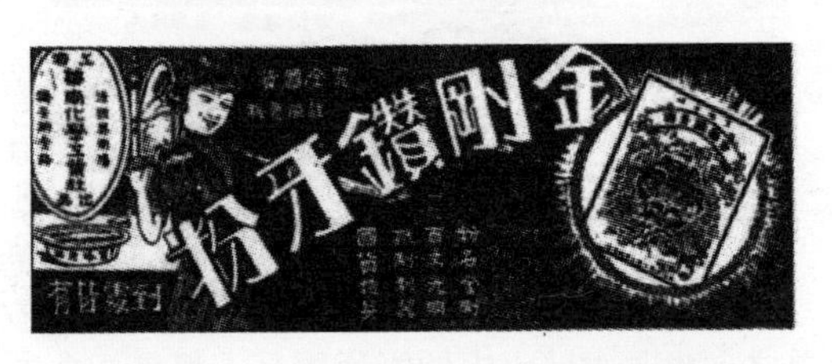

图 4—7　1926 年《申报》上的牙粉广告

相较于牙膏，牙粉因其较为便宜，故能为大众所接受，其生产与销售量会多很多。直到 20 世纪 60 年代，虽然国产牙膏的生产力已经很强大了，但牙膏的价格还

① 林语堂：《人生当如是》，南京：江苏人民出版社 2014 年版，第 16～17 页。

是比牙粉贵不少。毛泽东主席在延安的时候，就养成了用牙粉刷牙的习惯，当时有人劝他改用质量更好、使用更方便的牙膏，但他都拒绝了。以至于警卫们同他讨论如果不生产牙粉，他是否还要使用牙粉的问题时，毛泽东笑着说：“牙粉还是会生产的，因为还有人用嘛！至于我，今后如果每一个中国人都能用上牙膏了，我就不会再用牙粉了。”① 这是一则反映领袖俭朴生活的故事，从中我们可知牙粉因为便宜，其普及程度更高。

常用的口腔清洁剂还有口香糖、漱口水，它们也都是舶来品，国人对他们的使用也是晚近的事。不过其推广速度倒是很快，竞争也相当激烈。现在市面上流行的各种口香糖、漱口水，其广告语总是要帮助使用者保持口气清新、保持牙齿健康。可见我们人类在避免异味、追求香气的“文明进程”中总会高招频出。

---

① 吕章申：《共和国领袖的故事》，上海：上海教育出版社 2014 年版，第 182 页。

05

“缓风”与足疾：脚气病的历史

脚是人行走时支撑身体的重要器官，如果人的脚有疾病，其影响不容小觑。当人穿上鞋子之后，脚也成为身体“隐”的部分。在某些文化之中，脚还是性吸引的重要表征，中国古代封建士大夫们对于女子“三寸金莲”的热衷，便有如此意味。脚的疾病，从形成的原因上来分，大致可分为生物性之疾与物理性之伤这两大类。前者主要是由于各种真菌所引起的疾患，比如脚气；后者主要是由外部创伤引起的物理损伤，比如穿鞋不当造成的脚部变形，等等。本章我们将选取“脚气病”这种历史上长期影响人类的疾患，通过考察人们对于它的认知的变化，来揭示医学进步给人在治疗疾病方面带来的改变。同时，通过从文化层面对脚气病的分析，我们也可以看到另外一些影响人类健康认知与公共卫生观念的因素。

一、脚气与脚气病

在日常生活中，我们经常把“脚气”“脚气病”这两个概念混为一谈，以为脚气就是脚气病，在很多治疗脚气的药剂上，“脚气”通常被翻译成“Beriberi”。其实这种观念是错误的。日常生活中，经常困扰我们的脚气是脚癣，这是一种因为真菌感染而引起的脚部疾患。它最显著的症状就是奇痒难耐，严重者甚至还有恶臭气味。脚气病（Beriberi）则是因缺乏维生素 B1 而引起的一系列症状。早期表现为腹部不适、便秘、容易疲劳、记忆力减退、失眠、体重下降等；若病情进一步发展，可产生脚部麻木、感觉异常，严重时患者无法站立，并发脚气性心脏病与脚气性精神病，最后危及生命。

维生素 B1 在体内无法合成，只能依靠外部摄入，凡摄入不足或损失过多均可能引起脚气病。在我们的日常食物中，面粉、玉米、小米、糙米等粗粮的维生素 B1 含量较高，稻米的维生素 B1 含量较低，100g 的普通大米中，维生素 B1 含量约为 0.15mg，精米的含量仅有 0.05mg～0.07mg。[①]

既然脚气病是因为摄入维生素 B1 不足而引起的，那么就有些特定的人群易患这种病了，比如说航海的海员、战争时期的士兵，以及生活优越“食不厌精”的贵族等群体。历史上，脚气病曾是困扰日本皇族的一个严重疾患，1877 年，日本明治天皇的姑姑就是因患脚气病而死去，他本人也长期受此病的困扰。当时的医生花费大量的精力去研究脚气病的病因与治疗方法，但始终没有发现是什么原因引起的这个问题。有人认为是湿气过重引起的脚气病，还有人认为是江户（东京的旧称）地区水土的原因。因此，医生们建议那些来到江户地区之后患病的人，赶紧逃离江户。所以在那个时候，脚气

① 阔莉：《脚癣与脚气病》，《科技潮》1998 年第 11 期，第 78 页。

病又称为“江户病”[1]。稻米加工技术的革新，尤其是市场上打磨机器的普及，使得普通老百姓也能更多地消费白米。政府为改善军队与海军的伙食，也开始为士兵配给白米。这样一来，脚气病就不再专属于上层贵族了。在军队中，尤其在海军中也开始蔓延脚气病。后来，一位名叫高木简宽的医生发现了海军中脚气病流行的原因，于是他提议在海军的军粮中掺杂大麦，几年后，脚气病在日本海军中几乎绝迹。不过，当时的主流医学并不认可高木简宽对脚气病成因的看法，所以当海军已经在军粮中加入大麦时，陆军还是吃的精白米。于是在1904年的日俄战争中，因脚气病而死亡的日本士

---

① 关于日本江户时期脚气病是否流行的问题，廖育群先生在《记载与诠释：日本脚气病史的再检讨》一文（《新史学》2001年第4期，第121～152页）中认为由于表现的病症相同，当时的医家往往将与脚气病症候相同的诸病，误诊为脚气病，比如梅毒。他的说法是有道理的，同时他肯定脚气病在海军中流行的事实。因为历史文献记载的含混性，在研究之外区分文献中的“真脚气”与“假脚气”就显得十分重要了，本书无意于做医学史上的考证，只是从文化史的角度叙述脚气病曾带来的危害。对于诸家的讨论均予录入，以备读者参考。

兵多达2.7万余人，而战斗中死亡的士兵仅为4.7万人[①]，由此可见脚气病的影响之大。

在中国历史上，战争爆发之时，特别是在旷日持久的围城攻坚战中，被围的一方因为粮草缺乏，经常会采用食物配给或限制食物的做法，以应对敌人的封锁。在这种情况下，脚气病也较容易爆发。如梁武帝大通三年，侯景围攻台城。台城是晋至南朝时期的台省（中央政府）和皇宫所在地，位于国都建康（今南京）城内，晋咸和年间开始扩建。“台”指当时以尚书台为主体的中央政府，因尚书台位于宫城之内，因此宫城又被称作“台城”。当时的台城之内有人口共计十余万，其中士兵两万多人，困城日久，城内脚气病流行开来，人多身肿气急，死者十之八九。公元605年，隋炀帝大业元年，大将刘方率兵远征越南的古国林邑（占城），士卒脚肿，死者十有四五，刘方也染疾，在归途中病逝。公元907年，后梁太祖开平元年，大将刘鄩领兵突袭山西晋阳，

---

① 关于日本的脚气病流行史，本节参考了科普微信公众号“利维坦”的《皇族脚气蔓延史》一文（2018年2月28日）。

事先被晋王侦知此事，于是发骑兵追击刘鄩，适逢“阴雨积旬，黄泽道险，堇泥深尺余，士卒援藤葛而进，皆腹疾足肿，或坠崖谷十二三”[①]。文献中并未明确指出“足肿”为脚气病，这里我们也不能贸然定论，只能说有此可能。不过从阴雨连绵与长期在泥泞之中行军的客观情形来看，刘鄩士兵的“足肿”也有可能是“战壕足”[②]。同样是在五代时期，后唐南平王高季兴也是得了脚气病后不治身亡的。北宋末年，金兵围北宋都城开封之后，城里粮食断绝，供应不足，脚气病在城内流行开来。据《靖康要录》卷十二记载：“京城被围半年，斗米二千余，羊肉斤七千，猪肉四千，他物称是，细民虽赖官卖柴米自给，然饿殍不可胜数。人多苦脚气，被疾者不旬浃即死，病目者即瞽，蔬菜绝少，敌人据城，撷菜与市人贸易，虽价高而易得，至是椿槐采亦尽，余

---

① 雍正《山西通志》卷十五《关隘》。

② 战壕足又称堑壕足。人体长时间停留于温度比冰点稍高而又低于10℃的潮湿战壕内，引起双足的冻伤，谓战壕足，为局部冻伤中的一种，于战时多见。参见朱家恺、黄洁夫、陈积圣：《外科学辞典》，北京：科学技术出版社2003年版。

枯枝尔。”[1] 可见当时京城中的补给，已经到了山穷水尽的地步。南宋文史学家徐梦莘《三朝北盟会编》卷九十九中也提道：“围闭以来，患脚气者二百余人，至今尚有殖者，半为鬼录。”[2] 脚气病的危害实在不小。

二、中国历史上的脚气病

中国历史上是否有过脚气病大规模流行的情况呢？对于这个问题，医学史家们的研究也有分歧，多数人似乎认为文献中的“脚疾”“脚弱”“缓风”“脚气”等与脚气病有着类似症候的疾病就是脚气病。持这种观念的学者认为，东晋到隋唐时期是我国历史上脚气病的高发期。他们把这种现象解释为与南渡的北方移民因居住环境与饮食结构的改变有关，尤其是吃精白米后引起了脚气病的爆发。如孙思邈在《备急千金要方·风毒脚气》卷七中就说：脚气“自永嘉南渡，衣缨士人多有遭者”。这里“衣缨士人”中的“衣缨”指衣冠簪缨，是古代仕

① 《靖康要录》卷十二，文渊阁《四库全书》本。

② 徐梦莘：《三朝北盟会编》卷九十九，文渊阁《四库全书》本。

宦穿的服装。“衣缨士人”指的是官宦阶层。这似乎说明当时的社会中上层是脚气流行的群体。不过也有学者认为，文献中记载的晋唐时期的“脚气”并不是现代医学定义的“脚气病”，而是当时的士人长期服食丹药造成的铅、砷、汞等重金属慢性中毒。① 这是对中国历史上“脚气”问题提出的一种全新解读，颇具洞察力。因此在研究历史上脚气病的问题时，我们不得不考虑文献中所记“脚气”到底是真正的“脚气病”，还是其他有类似症候的病症。

如今，我们依靠文献来区分这个问题是非常难的。在当时医者们的语境中，“脚气”能否等同于今日的“脚气病”呢？这个问题需要研究者们具体分析。

本书并不是一篇医学史的论著，我只打算从文化史的角度来考察作为人体隐蔽部分的“脚”所患疾病的情况。所以文献中的脚气，无论是真的脚气病还是假脚气病，都可以被纳入本书所要讨论的“隐疾”范畴。

---

① 廖育群：《关于中国古代的脚气病及其历史的研究》，《自然科学史研究》2000 年第 3 期，第 206～221 页。

历史文献中对于脚气的记述颇多，为行文的简洁，此处就不做资料的列举。医学史家廖育群先生对日本学者山下政三《脚气历史》一书中中国古代脚气病的总结，可以为我们呈现出历史上脚气病流行的一个大概：

> 脚气病始见于晋代。晋初年或稍前，起源于岭南地区的脚气逐渐向长江下游地区蔓延，但为数稀少。西晋永嘉年末，迁都南京后，始见脚气多发。然直到南北朝时期结束，江北仍全然不见。隋至唐初，脚气开始越过长江、蔓延北方。唐代广泛流行于中国全境。这一扩展方向与米食的普及相一致。北宋初期，虽可见脚气流行，但多属轻症。此后日见减少。南宋至元代基本无脚气。当时被诊断为脚气者，大部分是腰脚痛、关节疾患之类的疾病。明代呈地区性散发。清代基本无脚气。①

从这段文字中可以看出，山下政三认为脚气病在晋

---

① 廖育群：《关于中国古代的脚气病及其历史的研究》，《自然科学史研究》2000年第3期，第212页。

唐大规模流行，南宋以后基本就没有了，医学文献中被诊断为脚气病的患者多是腰痛或关节疾患的误诊。至于各种“脚疾”，在南宋以后当然是存在的。北宋医学家董汲在《脚气治法总要》卷上中说：“尝考诸经，脚气之疾，其来久矣。在黄帝时，名为厥。两汉之间，名缓风。宋齐之后，谓为脚弱。至于大唐，始名脚气。其号虽殊，其实一也。”这是董汲对“脚气”称谓的梳理，不过他似乎没有看到晋代葛洪《肘后备急方》中的“脚气”一说。

晋唐时期患“脚疾”的人颇多。如三国西晋时期有学者皇甫谧，大将桓温，书法家王羲之、王献之，画家顾恺之；隋朝有高祖杨坚、权臣杨文思；唐代则有中宗李显，大将李靖，文人韩愈、白居易、刘禹锡，宰相牛僧孺、李德裕等人。[①] 时至宋代，脚气出现的频率明显下降，但也有人罹患脚气，比如朱熹晚年就患有脚气，且他还有可能是因此而死的。成书于清代雍正年间的

---

① 李浩《晋唐“脚气考”》（《广东技术师范学院学报》2014 年第 12 期）一文对晋唐时期罹患脚疾的人进行了一次统计梳理，从中我们可以看到当时脚疾确实成为很多人的困扰。

《江西通志》卷一百十九《艺文志》中收录了一篇朱熹题为《乞截留米纲充军粮赈粜赈给状》的文章，在文末朱熹称自己"所患心疾，不堪思虑，又苦脚气，不任步履"。可见此时朱熹的脚气已经比较严重了。清代医书《冷庐医话》卷二《医鉴》中记载了朱熹因脚气久治不愈而逝的故事：

朱子暮年脚气发作，俞梦达荐医士张修之诊视，云："须略攻治，去其壅滞，方得气脉流通。"先生初难之，张执甚力，遂用其药。初制黄芪、粟壳等，服之小效，遂用巴豆、三棱、莪术等药，觉气快足轻，向时遇食多不下膈之病皆去，继而大腑又秘结，再服温白丸数粒，脏腑通而泄泻不止矣，黄芽、岁丹作大剂投之，皆不效，遂至大故。蔡九峰《梦葬记》详载之。观此知高年人治病，慎不可用攻药也。[1]

---

① 陆以湉：《冷庐医话》，北京：人民军医出版社2010年版，第6页。

这则医案的初衷虽是告诫医生对年龄较大的患者要慎用猛药，不过从中我们也可以看到脚气带给朱熹的困扰。宋代之后，文献中虽也有脚气出现，不过明显减少了许多。清末，在沿海地区又出现了脚气，其中广东较为严重。如20世纪初期，丁福保在《脚气病原因及治法》的序言中说："上海地土卑下，近来学校、工厂中之患脚气者日益多，因此毙命者不少。"这里的脚气似乎真是脚气病。

三、脚气病的认知与治疗

中国传统医学对于脚气病病因的认识也是多种多样的[①]，但主要观点还是认为脚气是"感风毒所致"，风湿之气从脚下而来，所以在南方地势低下、潮湿的地方最容易发生此病。隋代著名医家巢元方就曾说："江东岭南，土地卑下，风湿之气，易伤于人。初得此病，多

---

① 陈邦贤说，中国数千年来，关于脚气病的原因有很多种说法，概括起来，大概可分为肾虚说、湿气说、风毒说、水毒说、饮食中毒说、瘴毒说六种。参见《中国脚气病流行史》，《"医史研究会"百年纪念文集2014年》，第121～122页。

从下上，所以脚先屈弱，然后毒气循经络渐入腑脏，腑脏受邪气便喘满。以其病从脚起，故名脚气。”[①] 孙思邈与王焘也都主张此说。现代医学已经指出，脚气病是长期缺乏维生素 B1 导致的，可分为湿、干、婴儿（因母乳者营养不足引起的）脚气病和韦尼克脑病。脚气病的一般症状为脚软弱无力、肌肉酸痛、痉挛、不能行走、头痛、失眠、便秘，且影响消化系统，食欲不振，并伴有呕吐等症状，通常因突然增加体力劳动而引发；同时也会迁延至心脏，引发脚气性心脏病，出现心动过速、胸闷气短，肝脏、心脏肿大，甚至功能衰竭。湿脚气病的病症是脚部肿胀，身体与面部也可能肿胀，心跳加速，有暴毙的可能。干脚气病属慢性神经炎病症，脚部肌肉萎缩，略微发肿或不肿，主要是脚部无力及其神经感觉丧失，病情加重会导致视觉与听觉神经功能受到影响，声音沙哑，视听能力出现问题。韦尼克脑病主要是呕吐，视力出现问题，无力、痴呆，脑部神经也有出

---

① 巢元方：《诸病源候论·脚气病诸候》卷十三“脚气缓弱候”。

血和损害现象。[①] 这些均为脚气病的症候群。

其实，我国隋朝的医学家巢元方虽然没有明确地指出脚气病的病因是维生素 B1 缺乏，但他对脚气病病症的描述已经与现代医学的认知相差无几。下面我们就来看看，他是如何记载脚气病给人带来的困扰的。这里我就不得不引述一段医学文献中对于“脚气病”的描述。若读者朋友们觉得下面的文字烦琐、枯燥、乏味，大可直接跳过，我想也并不会影响你对本节文字的整体把握。在巢元方的代表著作《诸病源候论》中，他说：

凡脚气病，皆由感风毒所致。得此病多不即觉，或先无他疾而忽得之，或因众病后得之。初甚微，饮食嬉戏气力如故，当熟察之，其状自膝至脚有不仁，或若痹，或淫淫如虫所缘，或脚指及膝胫洒洒尔，或脚屈弱不能行，或微肿，或酷冷，或痛疼，或缓纵不随，或挛急，或至困能饮食者，或有不能者，或见饮食而呕吐，

---

① 见范家伟：《东晋至宋代脚气病之探讨》，《新史学》1995 年第 6 卷第 1 期，第 165 页。

恶闻食臭，或有物如指发于腨肠径上冲心气上者，或举体转筋，或壮热头痛，或胸心冲悸寝处不欲见明，或腹内苦痛而兼下者，或言语错乱有善忘误者，或眼浊精神昏愦者，此皆病之证也。①

巢元方对脚气病表征的认识，从轻到重，从脚部原发到心脏、脑部的并发症，都有较为全面的总结。唐代有“药王”之称的医学家孙思邈，对脚气病症状的认识与巢元方的描述基本相同，但也有所增加。他在《备急千金要方·风毒脚气》卷七《论风毒相貌》中说：

夫有脚未觉异，而头项臂膊已有所苦；有诸处皆悉未知，而心腹五内已有所困。又风毒之中人也，或见食呕吐，憎闻食臭，或有腹痛下痢，或大小便秘涩不通，或胸中冲悸，不欲见光明，或精神惛愦，或喜迷妄，语言错乱，或壮热头痛，或身体酷冷疼烦，或觉转筋，或

① 巢元方：《诸病源候论·脚气病诸候》卷十三“脚气缓弱候”。

肿不肿，或胫腿顽痹，或时缓纵不随，或复百节挛急，或小腹不仁，此皆脚气状貌也，亦云风毒脚气之候也。

如果上述两段来自隋唐两大医学家的文字对古代医学的呈现还不够直观，那么我们不妨变换一种形式，用列表的方式来更直观地呈现巢元方《诸病源候论》、孙思邈《备急千金要方》以及现代医学，这三者对于脚气病症状的描述。[①] 首先我们来比较一下《诸病源候论》中对脚气病的描述与现代医学的差异：

《诸病源候论》	现代医学
饮食而呕吐，恶闻食臭	呕吐，食欲不振
脚屈弱不能行，或微肿，或酷冷，或痛疼，或缓纵不随，或挛急	肌肉萎缩，酸软无力，痉挛甚至麻木
眼浊精神昏聩	眼部视觉神经受损
入腹或肿，或不肿，胸胁满	腹胸肿胀
胸心动悸	心动过速，气短

① 此处列表参考了范家伟：《东晋至宋代脚气病之探讨》，《新史学》1995 年第 6 卷第 1 期，第 165～166 页。

唐代的孙思邈对于脚气病的症候与疗法有更进一步的认知，上文我们已经引述了他在《备急千金要方·风毒脚气》卷七中对“脚气相貌”的论述。这里我们再以表格的形式，将孙思邈与现代医学对于脚气病的症状描述呈现出来：

《备急千金要方》	现代医学
大小便秘涩不通	便秘
因脚气继生诸病	会引起其他并发症
可肿可不肿	以是否肿胀来区分干、湿脚气病
善能治者，几日可瘥	补充维生素 B1 后即可治愈

可见在隋唐时期，医学家们对于脚气病症候的归纳与现代医学已经比较接近了。当时的医学观点认为风毒，尤其是南方卑湿地区的湿毒是引发脚气病的原因，他们自然也就把治疗的重点放在如何祛除“风毒”上面。

古代医学对于脚气病的治疗经验可谓相当丰富，有研究认为，中国关于脚气病的疗法从类别上，大致可分为针灸疗法、泻血疗法、转地疗法、药物疗法、通俗疗法五种。[1] 这里需要特别说明，转地疗法就是建议患者换一个地方居住，因为当时的医学认为脚气病是湿气太重所致，故转换个地方远离湿气，此病就可自愈。这与前面所讲的日本江户地区脚气病流行时，医生建议患者逃离江户是一个道理。离开生病之地后，可能因为饮食结构的改变还真能使脚气病自愈，但多数时候这种疗法是无效的。因为改变地方容易，改变饮食结构却难，尤其是生活条件较为优越的官员士大夫或商人阶层，也只有他们才有能力因为患病择地而居，不过也正因为他们经济条件的优越性使他们有固定的饮食习惯，受地域的影响不太明显。所以这种转地疗法在实践中可能不会太普遍，效果也似不显著。

我们再来看看，何谓通俗疗法。其实更直白地说，它就是各地治疗脚气的地方性疗法，民间称之为“土法”。治疗脚气比较有代表性的通俗疗法有岭南地区的

① 陈邦贤：《中国脚气病流行史》，《“医史研究会”百年纪念文集》，2014 年，第 122 页。

吃槟榔防脚气法；广东的土禾虫治疗脚气法；江南的吃脚鱼（大鲵，又名娃娃鱼）和吃大蒜治疗脚气法。对于这些土法的疗效，今人不可确知，它们也只是反映了当地人对于脚气病的一种认知。在众多疗法中，药物疗法无疑是最主要的一种，这里我们重点来梳理一下这种疗法。

葛洪在治疗脚气的方剂中，基本上以牛乳、大小豆为主药，如：

好硫黄三两末之，牛乳五升，先煮乳水五升仍内，硫黄煎取三升，一服三合，亦可直以乳煎硫黄，不用水也。卒无牛乳，羊乳亦得。

又方：先煎牛乳三升，令减半，以五合辄服硫黄末一两，服毕厚盖取汗，勿令得风，中间更一服，暮又一服。若已得汗，不复更取，但好将息、将护之。若未差愈，后数日中，亦可更作，若长将，亦可煎为丸。北人服此，治脚多效，但须极好硫黄耳，可预备之。

又方：酒若水煮大豆饮其汁，又食小豆亦佳。又生研胡麻酒和服之。

又方：大豆三升，水一斗，煮取九升，内清酒九升，又煎取九升，稍稍饮之，小便利，则肿歇也。[①]

这些方剂之所以能够疗愈脚气病，是因为牛乳、大豆、小豆中的维生素 B1 含量丰富。魏晋南北朝时期，在岭南、江东地区出现了两位方外之人：一名支法存，一名仰道人。这二人广泛收集各地治疗脚气病的方法，且善治此病，并著书立说，将所收方子编纂成书，有三十卷之多。[②] 隋唐时期，医生治疗脚气除延续葛洪的疗法，用“续命汤”“越婢汤”“竹沥汤”“大鳖甲汤”来治疗之外，还提出调息运气，运动身体来治疗。

孙思邈《备急千金要方》收录了之前历代医家治疗脚气病的汤剂方，第一个是竹沥汤，配伍如下：

---

① 葛洪：《肘后备急方》卷三《治风毒脚弱痹满上气方第二十一》。

② 孙思邈在《备急千金要方》卷二十二《风毒脚气方·论风毒状第一》中写道：“自永嘉南渡，衣缨士人多有遭者。岭表、江东，有支法存、仰道人等，并留意经方，偏善斯术。晋朝仕望，多获全济，莫不由此二公。又宋、齐之间，有释门深师道人述法存等诸家旧方，为三十卷，其脚弱一方，近百余首。”

竹沥 甘草 秦艽 葛根 黄芩 麻黄 防已 细辛 桂心 干姜 防风 升麻 茯苓 附子 杏仁

其余各汤剂、散剂、膏剂、酒药，此处就不录了。从葛洪到孙思邈，以及唐代之后医家治疗脚气病所开的药方，大多采用了防风、麻黄、独活、防已、细辛、蜀椒这一类药材。据研究表明，这类药材都含有丰富的维生素 B1，对治疗脚气病卓有成效。[①]

孙思邈对脚气病的治疗是在前人诸多疗法基础上的汇总，这里面既有他的创造，也离不开前贤丰富的临床治疗经验。一些坊间传闻将孙思邈治疗脚气病的故事描述得绘声绘色：

唐代，长安城内有几个富翁身患一种奇怪的疾病，只见脚胫日趋浮肿，浑身肌肉酸痛麻木，身倦乏力，众医诊治均束手无策。于是请孙思邈诊治，经药石下肚，

---

① 侯川祥：《我国古书论脚气病》，《中华医史杂志》1954 年第 1 期，第 17～20 页。

仍不见转机，孙思邈因难揭其谜，终日甚感不安。有一天，严太守也患此病请孙思邈治疗，为了查明病因，他住进严府中仔细观察了十几天，只见严太守的贴身家童也同样精神萎靡不振，下肢照样浮肿，只是比严太守稍轻些。孙思邈仍百思不得其解，他又到厨房内调查，厨师说严太守不喜欢大鱼大肉，但他对粮食精制特别讲究，派人将米面反复加工精碾细磨后才作为主粮食品。随后孙思邈又去拜访了其他几位同样症状的富翁，发现都有同样习惯喜食精粮，此时孙已领悟出其中的玄妙了。孙思邈立即建议严太守将每日主食全改成粗粮糙米，并且将一些细谷糠、麦麸皮煎水服用，半月之后这种疑难病竟神奇地康复了，病人精神好转，浮肿全消退了。[①]

这故事未必属实，不过从中我们能看到在古代社会中脚气病的流行与治疗情况。虽然中国古代的医者对于

① 无名氏：《孙思邈巧识脚气病》，《中国医药》2013 年第 14 期，第 112 页。

脚气病的治疗办法也有一定的疗效，但真正揭开脚气病之谜，并对症治疗的还是西方医学。

我们在前文中已经提到1884年日本医生高木简宽通过加入粗粮，改变日本海军食谱来预防海军的脚气病，取得成功。事成之后，高木简宽并没有进一步研究导致脚气病的真正原因。揭开这谜题的是一个叫克里斯蒂安·艾克曼（Christian Eijkman，1858－1930）的荷兰军医。那时，在荷属东印度（印度尼西亚）的爪哇岛暴发脚气病，每年死于脚气病的人多达数万之众。为此，荷兰政府在1886年成立了一个专门研究脚气病的委员会。28岁的艾克曼自告奋勇，加入这个委员会。

委员会经过两年的调查研究之后，确认脚气病是一种多发性的神经炎，并从脚气病病人的血液中分离出一种球菌，认为它是引起多发性神经炎的元凶。可是，艾克曼总觉得对于脚气病还没有彻底弄清楚，比如它会不会传染，要如何防治，等等。艾克曼决定把这些问题弄个水落石出。鉴于委员会的研究成果，艾克曼认为脚气病的病因很有可能和细菌有关。但脚气病是由什么细菌引起的？带着这个问题，艾克曼又进行了两年艰苦的研究，但最终他还是没有解决这个问题。

1890年，艾克曼在做实验的军队医院里饲养了一些鸡，他发现了一个有趣的现象：鸡群中突然暴发一种病，许多小鸡精神委顿，步态不稳，严重的甚至死去。经病理解剖，艾克曼确认这些鸡也得了脚气病。可是实验室换了一个喂鸡的雇员后，病鸡慢慢地恢复了健康，鸡的脚气病不治而愈。这是什么原因呢？如果脚气病是细菌引起的，为什么并没有进一步传染呢？为了证实脚气病是否具有传染性，艾克曼把从病鸡胃中取得的食物喂给正常的鸡吃。如果脚气病的病原是细菌的话，那么被喂的鸡一定也会得脚气病，可实验结果并非如此。显然，脚气病的病原是细菌的说法是站不住脚的。既然如此，那到底是什么原因引起的脚气病呢？

艾克曼决定就这一问题做深入研究：他将小鸡分成两组，一组饲喂精白米饭，另一组饲喂糙米，结果三四周后，前者得了脚气病，后者却安然无恙。他用糙米饲喂患有脚气病的小鸡，结果过了一段时间，小鸡恢复了健康。他又让患有脚气病的人吃糙米、喝米糠水，结果病人很快康复。

经过这一番研究之后，艾克曼断定糙米的米糠里含有一种物质，这种物质可以防治脚气病。于是，艾克曼推测白米中可能含有一种毒素，而米糠中则含有一种解毒的物质。他试图从精白米中提取出引起脚气病的某种毒素，结果长期未获成果。

当艾克曼的研究走入死胡同时，荷兰的另一个医生格林在艾克曼长期研究的基础上，另辟蹊径，他在1901年做出推测：精白米中可能缺少一种关键的营养成分，而这种成分就在米糠里。他提出脚气病是由缺少某种营养物质引起的。事实证明格林的推测是正确的，精白米中缺少的正是维生素。

英国剑桥大学著名生物化学家弗列德里克·高兰·霍普金斯（Fredrick Gowland Hopkins）在初进剑桥大学时，并不是一位生物化学教授，虽然他是学化学出身的，其后又学过医学。当时的他既无教授职位，又无正式的实验室和新仪器，同时又有人体解剖的教学任务，科学研究时间极少，但是他改装了地下室，使用陈旧的仪器，从1906年开始对营养缺乏症进行了长达六年的研究，并完成了动物的科学饲养实验。他发现给大鼠饲以纯化的饲料，包括蛋白质、脂肪、糖类和矿物质后，不能存活，如果在纯化饲料中加入极微量的牛奶后，大鼠就能正常生长。进而他得出结论，正常膳食中除蛋白质、脂肪、糖类和矿物质外，还有必需的食物辅助因子，他说的食物辅助因子也就是维生素。

1912年，他提出食物中可能存在许多微量物质，人体本身不能产生这些物质，只能从食物中摄取，缺少这些物质则会患病。脚气病是营养缺乏症的一种，坏血病和软骨病也同样是营养缺乏症。

1911年在英国工作的波兰生物化学家卡西米尔·芬克（Casimir Funk）在艾克曼和格林等人的实验基础上，采取了一种独特的提取方法，从米糠中成功地提取到一种晶体物质，这种物质含氮，为碱性，属于胺类，因此，芬克把它称为“生命胺”。这就是艾克曼所说的可以防治脚气病的物质，现被称为“维生素B1”。芬克由此推测有一系列维持生命和健康所必需的胺。

在拉丁文中，“生命”一词是“维他”（Vita），芬克将它与英语的“胺”（amine）这个字拼合起来，把这些物质命名为“维他命”（Vita－mines），意为“维持生命的胺”。后来，人们发现这些物质并不都是胺，于是做了适当的修改，去掉词尾字母 e，使它和胺的字形不完全相符，变成“Vitamin”。“维他命”这个词一直沿用至今，它还有个名字叫“维生素”。

1912 年，以铃木梅太郎为首的日本化学家小组成功地提取了少量的抗脚气病物质。这种抗脚气病的物质是溶于水的。于是他先把这种物质溶解在水里，再用其他试剂进行化合。1913 年，美国生物化学家艾尔默·麦克柯鲁姆和马格里特·戴维斯发现，黄油和蛋黄中似乎有某种保持生命正常发育所需要的物质，这种物质是脂溶性的。后来的研究还发现，缺乏这种物质，白鼠的眼睛也出了毛病；人缺乏这种物质时也会患“夜盲症”。可见，能治夜盲症的脂溶性维生素和能治脚气病的水溶性维生素是两种不同的维生素。由于一时很难弄清这两种维生素分子的结构，麦克柯鲁姆和戴维斯决定不再赋予维生素学名，而利用字母表来解决问题。他们把发现的脂溶性维生素称为“维生素 A”，把水溶性抗脚气病的物质称为“维生素 B”。就这样，维生素开始用字母来命名。[1] 人类也终于揭开脚气病的谜题，并找到了科学有效的治疗方式。

---

① 关于治疗脚气病与发现维生素的历史，本书引用了李科友、朱海兰《维生素发现的启示》（《生物学通报》2010 年第 5 期）第 60 至 61 页中的精彩叙述。特致谢忱！

06

佩香容臭：隐疾的治疗

身有病，当治之。这是人人都懂的道理。不过在治疗之前，得先确诊所患何病。对于所有人而言，患病终归是件坏事。在得知自己患病后，人的第一反应通常是不愿意相信，怀疑检查错误，最后不得不相信，然后努力寻找各种治疗手段。在人类的治疗发展史上，我们对疾病的认识过程发展是比较缓慢的，在很长一段时间里，人生命的长短，在很大程度上是由运气决定的，无关乎治疗方式。当医学发展到一定程度，人类具备一些医疗手段之后，这种情况才得到一些改善。虽然病因并不一定找得准确，但凭着经验的累积，人们总会找到一些办法，起点作用。

本章将考察古代医学对于隐疾的治疗措施。这里我并不打算去评估这些措施的有效性，只是以文化史的视角来进行呈现。古人对于隐疾的治疗方式是纷繁复杂、五花八门、千奇百怪的，这里不可能全面论及，只能选择其中一些典型的疗法做一简要介绍。

一、隐疾的辨别

如何识别隐疾是一个专业问题，但从患者的自我感知角度，这又是不难判断的。这里我不打算从医学角度来列举一些辨别隐疾的指标，因与本书主旨不甚相关，且比较枯燥。因此，我会通过分析一些具有特殊技能的人与某些特定职业来谈谈古人对于隐疾的识别。

清人毛祥麟《墨馀录》记载了明代名医姚蒙替人诊治隐疾的故事，梗概如下：

姚蒙，字以正，居邑之百曲港，明时以医名于世，尤精太素脉，言人生死祸福每奇中。而性特异，其所可意者，与之谈，娓娓不倦，至废寝食；否即白眼仰观，呼之不答，整日可无一语。是时医名重海内，求者户常满。姚于贫人，每施方药，却酬金。症如危险，日诊视二三次不吝至。富者欲延，则于礼貌间苟不当意，往往勿顾。或问其故，曰："此辈库有银，仓有粟，死亦何害？若贫者，自食其力，妻孥赖之，安可死耶？"

时都御史邹来学巡抚江南，召蒙视疾，蒙欲辞，邑宰某迫之行。及入抚署，见邹高坐不为礼，蒙即直视，噤不发言。邹曰："汝亦有疾乎?"蒙曰："有风疾。"曰："何不自疗?"曰："是胎风，不可疗也。"邹即引手令诊，蒙却不前。邹悟，呼座坐之。诊毕，曰："大人根上别有一窍，常流污水，然乎?"邹大惊，曰："此隐疾，事甚秘，汝何由知?"曰："以脉得之，左手关脉滑而缓，肝第四叶合有漏，漏必从下泄，故知之耳。"邹始改容谢，且求方药。蒙曰："不须药也，至南京即愈。"以手策之，曰："今日初七，待十二日可到。"邹遂行，届十二日晨抵南京，竟卒。①

这段文字讲述了明代名医姚蒙的故事，此人医术高明，个性也鲜明，有点"劫富济贫"的豪侠气概，给穷人看病时非常耐心，且不计成本；而对富人，若对方态度不周，他则不予理会。当时的江南巡抚邹来学，身患

① 陆林主编，汤华泉选注：《清代笔记小说类编·世相卷》，合肥：黄山书社 1994 版，第 300～301 页。

隐疾，找姚蒙前来治疗，其间略有怠慢，姚蒙也诊知其身有“隐疾”，却未施救治，只是故意搪塞过去。最后，邹来学因此病而终，享年 54 岁。据记载，邹来学是湖北麻城人，宣德八年（1433 年）考中进士，明英宗的时候，蒙古也先兵犯京师，他以佥都御史提督军务，巡视北京周边关隘，并领兵追讨也先，以后升为副都御史，巡抚江南，劝课农桑、修水利，颇有政绩。[①] 这样看来，邹来学虽不能说是好官，倒也能做点事情。官员自有他的架子，不过他要找人治疗自己的隐疾，却不该摆官架子，若遇别的医生也还好，可偏偏遇到了颇有傲气的姚蒙，不但不治，还给他算定死期。当然，我们也不能排除此时邹来学的隐疾已是晚期，已无药可治。姚蒙辨别邹来学身有隐疾，是根据脉象判断出来的，这种能力非专业医生不可有之。

还有一些职业群体专门负责鉴别对方是否患有隐疾，古代的稳婆就是如此。稳婆是古代“三姑六婆”之

---

① 湖北省方志编撰委员会：《湖北省志人物志稿》第 4 卷，北京：光明日报出版社 1989 年版，第 1936 页。

一，主要是负责接生的中老年妇女。明代蒋一葵在《长安客话》中记："就接生婆中预选名籍在宫以待内庭召用，如选女，则以辨妍媸可否；如选奶口，则用等第乳汁厚薄、隐疾有无，名曰稳婆。"[①] 从这里可以看出古代皇宫在选择奶婆的时候，稳婆负责对这些人进行检查，主要是辨别这些人的乳汁质量，检查是否患有隐疾。有些略懂医术的稳婆，还会为妇女治疗妇科方面的疾病。元代熊梦祥《析津志辑佚》载："有稳婆收生之家，门首以大红袍糊篾筐大鞋一双为记，专治妇人胎前产后以应病症，并通血之药。"[②]

二、佩戴香囊：除味、驱邪与避疫

香囊，又名香包、香袋、荷包、容臭、花囊等。古人佩戴香囊的历史可追溯至先秦时期，据《礼记·内则》所记，当时的青年人去见父母长辈的时候，事先必

---

① 蒋一葵：《长安客话》，《笔记小说大观》三十五编第四册，台北：新兴书局1983年版，第36页。

② 熊梦祥：《析津志辑佚》，北京：北京古籍出版社1983年版，第208页。

须洗漱打扮一番，还要“佩容臭”[①]。这里的容臭就是香囊。佩戴它的作用是消除异味，增加体香。东汉文人繁钦写过一首《定情诗》，其中有两句：“何以致叩叩？香囊系肘后。”表明香囊可作为传情信物。[②]《晋书·贾午传》中记载，重臣贾充的小女儿贾午与她父亲贾充的幕僚韩寿相恋。二人约会时，贾午赠给情郎一个以西域香料制成的香囊。第二天朝会时，贾充嗅到韩寿身上的香气与自家西域香料一致，就猜到其中缘由。回家之后，贾充并未责怪二人，还将女儿许配给韩寿，因此成就了一段千古佳话。香囊作为青年男女之间表达爱意的信物，在古代社会也是一种习俗。

中国文化中，臭代表着丑陋与下贱，香代表着美好与高贵。体香不但是一种性的吸引，也是尊贵身份的象征。上层社会中的男女在日常生活中，其出游、宴会、狩猎，都会随身佩戴，所过之处，芳香袭人。东晋谢玄

---

① 《礼记·内则》记：“男女未冠笄者，鸡初鸣，咸盥、漱、栉、縰、拂髦、总角、衿缨，皆佩容臭。”郑玄注：“容臭，香物也，以缨佩之，为迫尊者，给小使也。”

② 崔军锋、张建新：《香囊的社会文化史——基于“礼制”与“民俗”视角的考察》，《中医药文化》2016年第6期，第20页。

就尤其喜欢佩戴香囊，谢安怕他玩物丧志，但又不想伤害他，就用嬉戏的方法赢了谢玄的香囊，并将其烧毁。

香囊随其内装物质的不同，功能也有所差别，如香料充之，主要是为熏香除臭之用；如加入药材，就有了治病、防疫的功效；如用以置物，主要就是为了实用。此外香囊还具有作为饰物的观赏价值。①

香囊从形制上可分为丝绸缝制与金属打制两种。普通百姓所用多为缝制的丝绸、棉布香囊。这种香囊外形美观，便于携带，但也有缺陷，就是只能使用植物性或粉末状等挥发性较强的香料填充，而有些上等香料必须通过焚烧的方式才能释放芳香。于是，又诞生了另一种金属制的香囊。唐代僧人慧琳编的佛学辞典《一切经音义》中说："香囊……《考声》云：'斜口香袋也。'按香囊者，烧香器物也。以铜、铁、金、银玲珑圆作，内有香囊，机关巧智，虽外纵横圆转，而内常平，能使不

① 崔军锋、张建新：《香囊的社会文化史——基于"礼制"与"民俗"视角的考察》，《中医药文化》2016年第6期，第20页。

倾。妃后、贵人之所用之也。”[①] 1987 年，考古工作者在清理法门寺地宫文物时，发现了“香囊二枚，重十五两三分”。这种香囊的结构设计十分精巧，是由金属制作而成的镂空圆球，上半球体为盖，下半球体为身，两者之间以合页相连，子母扣合，下半球体内有两个同心持平圆和一枚焚香盂。两持平环之间，以及持平环与香盂之间均以垂直的活轴相连，并将外环与球壁铆接在一起，持平环和香盂都可随重力作用保持盂面与地面呈平行状态。因此，无论球体如何转动，盂面始终朝上，香盂盛装香料，点燃时火星不会外漏，烧尽的香灰也不至于撒落出来。这种香囊的持平装置完全符合陀螺仪原理。（如图 6－1、6－2）[②]

① 慧琳：《一切经音义》卷七《大般若波罗蜜多经》第五百四十卷，上海：上海古籍出版社 1986 年影印本，第 260 页。

② 刘宁：《法门寺地宫出土的香囊》，《文博》2003 年第 1 期，第 154～156 页。

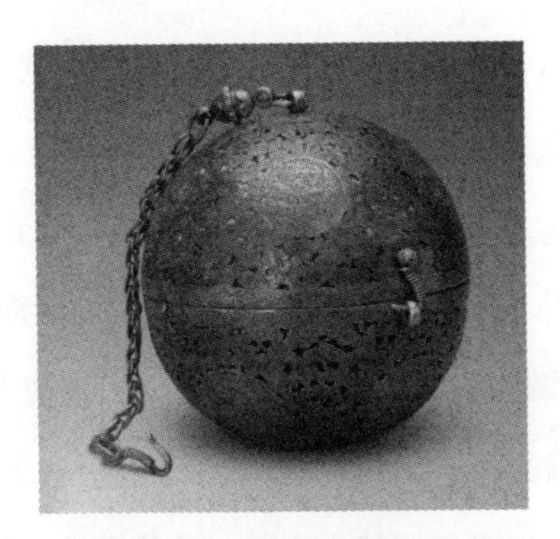

图 6—1 法门寺香囊外观

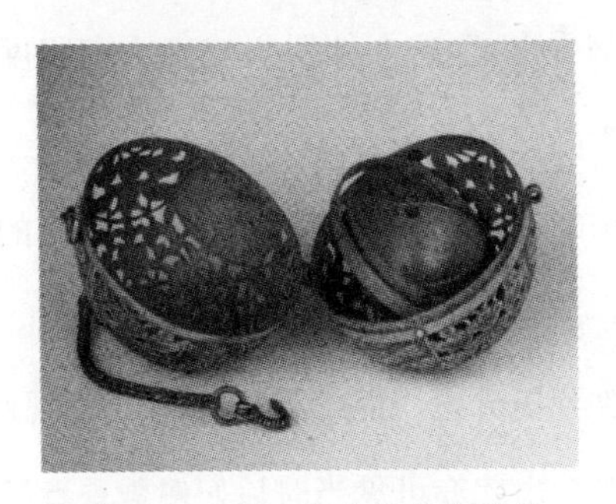

图 6—2 法门寺香囊内部结构

这种香囊又叫香球，是比较高级的，一般情况下皇室或贵胄才用得起。香囊里装的香料也因其主要功能的不同而有所差别，丁香、檀香、沉香、麝香、安息香、木香等香药是常用填充物，若为药用、避疫香囊则会加入虎骨、雄黄、朱砂、皂荚等中药材。还有一些特别贵重的香药只有少数人才能使用。比如，唐代天宝末年，交趾国进贡龙脑香五十枚，其形状犹如蝉蚕。唐玄宗唯赐杨贵妃十枚。龙脑香源自龙脑香树，产于南亚婆律国。取香时“在木中心。断其树，辟取之。膏于树端流出，斫树作砍承接之”。《秣罗矩咤国》记载：“羯布罗香树，松身异药，花果斯别。初采既湿，尚未有香。木干之后，循理而析，其中有香，状若云母，色若冰雪。此所谓龙脑香也。”这个秣罗矩咤国为南印度古国，位于今印度半岛南端。

唐玄宗与杨贵妃的爱情故事是尽人皆知的。安史之乱结束后，唐玄宗从蜀中返京，据说因思念杨贵妃甚剧，命人改葬杨贵妃，但挖开旧冢时，发现肌肤已坏，而香囊仍在。由此亦可见当时后妃佩戴香囊已成为一种习俗。

香囊在民间同样流行，明代中期有个叫邵灿的剧作家写了一部《香囊记》，凸显了香囊在百姓日常生活中的作用。《香囊记》以宋代为时代背景，围绕主人公张九成的人生浮沉展开。新婚不久的九成遵从母亲之命，辞别妻子贞娘，带着母亲所赠紫香囊，携弟赴京赶考。

高中之后，由于得罪权贵被派往战场，自此音信全无，紫香囊也于战乱之中遗失，后被一乞丐偶然间得到，又机缘巧合地将它带回开封，送到张母与贞娘面前，借此索要钱财，并谎称九成身亡。金兵攻破开封之后，张氏母女在逃难之中，又将紫香囊丢失，并被一个叫赵丙的人捡到。此人以此作聘，逼婚贞娘。贞娘只得上公堂告状，却不料公堂上的观察使，正是分离十余年，不知所踪的丈夫张九成。全剧以母子、夫妻、兄弟团圆告终[①]，香囊是贯穿剧情发展的线索。

明清以后，金属香囊趋于少见，市面上流行的是刺绣精美的织物香囊。无论男女，稍有条件的都会将自己喜爱的香囊佩于腰间，作为装饰与赏玩之物。

三、 五花八门的性病疗法

性在给人带来欢愉的同时，也可能因不洁性行为或感染病菌而引发性病。在抗生素问世之前，人类对于性

---

① 崔军锋、张建新：《香囊的社会文化史——基于“礼制”与“民俗”视角的考察》，《中医药文化》2016 年第 6 期，第 24 页。

病的治疗并无有效的措施。性病也成为威胁人类健康的敌人之一。古代的人为治疗性病，想出了千奇百怪的措施。如埃及人会用由药草、大蒜加牛角粉制成的药膏、油膏治疗性病。古希腊和古罗马人已清楚地认识到性病的潜在威胁，尤其是性工作者所面临的风险。因此他们常常用油冲洗、清洁生殖器，试图降低患上性病的风险。在以弗所这座位于古希腊小亚细亚西岸的重要贸易城市，人们认为淋病是津液或体液过量引起的，所以医生治疗淋病的办法是在患者身上绑上铅块，以帮助身体恢复。之所以会有如此认识，跟古希腊医学家希波克拉底的“体液说”有密切关系。希波克拉底认为，人体由血液、黏液、黄胆和黑胆四种体液组成，疾病是由体液失衡引起的。对于疱疹，当时有人主张用烧热的烙铁灼烧，以达到消毒的目的。在性病中，梅毒又算危害最甚者之一，长久以来水银疗法被欧洲的医生们奉为治疗梅毒的经典疗法，中医也有使用。13 世纪的意大利医生罗杰建议患者采用水蛭吸血或冲洗尿道的方法来治疗性病。在文艺复兴之前，部分欧洲人还相信一种无耻的“处女疗法”，即认为可以通过与处女做爱的方式来摆脱性病。也不知这种邪说是基于何种理论，但它却造成了严重的社会后果。在19世纪的英国，患有性病的妓女会被强行监禁，强制治疗，所采用的治疗方式多是水银、砷和熏蒸疗法。①

总之，这些古怪的疗法于病没有疗效，反而还会伤害身体。在治疗性病方面，我国古代也有一套独特的治疗方式。下面择其要而述之。

在中国古代，性病有个雅称叫“花柳病”，缘于患者因寻花问柳而染病。花柳病具体包括淋病、软下疳、梅毒和第四性病，后者一般较为少见，最主要是前三种，而梅毒危害最甚。② 淋病是我国历史上认知最早的性病之一。《黄帝内经》中说：“小便赤黄甚则淋也。”这只是淋病的症状之一，说明淋病具有这样一种症状，但并不是说小便赤黄就可诊断为淋病。汉代张仲景《金

---

① 此处参考了Thorpe《史上最奇葩的性病治疗》，《利维坦》(微信公众号)，2017年4月20日。

② 程之范：《我国皮肤性病科的历史》，《中华医史杂志》1955年第1号，第20页。

匮要略》中提出，可用狼牙汤浸洗来治疗淋病。[①] 至于为何用狼牙来治疗，却也是不得而知。隋代巢元方《诸病源候论》将淋病分为七类，其中有些是属于性病的淋病，有些则不是，这些淋病多用“汤熨针石，别有正方、补养宣导”进行治疗。

16世纪，明代弘治末年，梅毒经海路传入广东，被江浙地区的人称为“广疮”，又以其形似杨梅，呼之为“杨梅疮”[②]。梅毒传入之后，当时的医家就开始探寻治疗它的办法。医者韩矜在《韩氏医通》中记载了一种用“霞天膏入防风通圣散”治愈梅毒的医案。霞天膏是选用一头一两岁的牯牛，“洗净，取四腿项背，去筋膜，将精肉切成块子，如栗大，称三十斤，或四五十斤，于静室以大铜锅（无则新铁锅）加长流水煮之，不时搅动。另以一新锅煮沸汤，旋加，常使水淹肉五六寸，掠去浮沫，直煮至肉烂如泥，漉去滓。却将肉汁以细布漉小铜锅，用一色桑柴文武火候，不住手搅，不加

① 张仲景《金匮要略》记狼牙汤方：狼牙三两，上一味，以水四升，煮取半升，以绵缠筯如茧，浸汤沥阴中，日四遍。

② 《续医说》卷十《药性门》。

熟水，只以汁。渐如稀饧，滴水不散，色如琥珀，其膏成矣。此节火候最要小心，不然坏矣，大段每肉十二斤，可炼膏一斤为度，瓷器盛之。是名霞天膏也”[①]。这样看来，“霞天膏”其实就是浓缩的牛肉汤汁。“防风通圣散”是金元医学四大家之一的刘完素《素问病机气宜保命案》中的一道方剂，主要由大黄、芒硝、防风、荆芥、麻黄等十七味药组成。这两药的主要功效是疏通淤滞。据说这法“为远近所传，用者辄效”。汪机在《石山医案》中指出，该病的发生与传播不仅与不洁性交有关，也与生活环境、体质强弱等因素密切关联。同时还强调，即或是身体强壮，也要洁身自爱，不可任意妄为，否则自食其果。[②] 李时珍《本草纲目》中记载了用土茯苓加皂角子治疗梅毒的办法。[③] 当时，以汞、砷为主的方剂也被用于梅毒的治疗。明代有个叫陈司成的

---

① 孙世发：《中华医方·外科篇·上》，北京：科学技术文献出版社 2015 年版，第 1119 页。

② 见宋书功：《房事养生与性病诊治》，北京：中国藏学出版社 1995 年版，第 586 页。

③ 李时珍：《图解本草纲目》，崇贤书院释译，合肥：黄山书社 2016 版，第 290 页。

医生，他是梅毒治疗研究的集大成者，著有《毒疮秘录》，详细记载了针对梅毒的各种治疗办法。此书也主张用汞剂、砷剂来治疗梅毒，并记载了各种药剂的制作与使用方法，是世界上最早主张使用砷剂治疗梅毒的医学著作。[①] 清代医书《医宗金鉴》又提到用七宝丹、三仙丹、将军丸、轻粉八味消毒散来治疗性病。这些药剂中多含有水银、白矾，这是当时治疗梅毒的主要办法之一。在青霉素诞生之前，人类对于性病的治疗效果并不显著。抗生素的诞生彻底改变了这种情况，不过就任何传染性疾病而言，预防总是要重于治疗的。

四、 隐疾难为医：治疗隐疾的障碍

与普通疾病相比，隐疾患者在治疗时候会有“羞于启齿”的情绪困扰，这种情况往往会延误病情，也会给治疗带来障碍。1929 年，上海有一位叫邹跃如的医生对妇女们宁愿忍受“隐疾”之苦也不愿看妇科大夫的情

---

① 张箭：《梅毒的全球化和人类与之的斗争——中世晚期与近代》，《自然辩证法通讯》2004 年第 2 期，第 75 页。

况，有如下一段评论：

我们医师日常屡屡遇到妇女患者，病在幽隐之处。照例须应用科学的方法，在手术台上，详加检查，然后始可探其病源。她倒绝对秘密起来，毫不解放了，害臊而顽固起来，不能让医生检验了。致使可根治的疾病，竟以任其成为终身不治之废疾。你说是不是把羞耻二字颠倒错乱，误解解放真谛。把身体作玩意儿吗？同一身体，病在头面手足，则坦然无所顾虑，一任医者如何处置；病在幽隐之处，则宁死不看。何相去竟天壤乃尔？我想这种原因，固由于旧礼教、旧习惯等所束缚，但一半也由于智识阶级高低的关系。错认羞耻，误解解放真谛所致。[1]

这位医生生活在民国时期，当时受新思想的影响，上海社会开放的风气已经比较盛了，但人们对治疗隐疾

① 邹跃如：《对于妇女解放中讳言隐疾的感想》，《医药评论》1929年第4期，第8～9页。

还是如此羞涩。

清代，在提倡男女之大防的礼教制度下，若隐疾患者为女性，而医者又为男性，这就会给治疗带来另外的障碍。但是大多数病家以女性隐疾为重，积极应对，延请男性医家治疗。为了保护病人隐私，患者家属与医生都有自己的策略：家属往往会选择歪曲病情、顾左右而言他、让医生隔幕诊断；医生为了满足家属保护病人隐私的心理和便于治疗，通常也会用间接问病、说理开导、认干亲等方式化解治病过程中的尴尬，张田生的研究为我们生动地呈现了这些情况。[①]

明代医家孙一奎记述了他一次行医经历中所遇到的情况，“吴氏妇有隐疾，其夫访于予，三造门而三不言，忸怩而去。后又至，未言而面先赧”，孙一奎见此人如此往返，仍犹豫不决，知其必定有难言之隐，于是便责问他说：“诸来诣予者，皆谓予能为人决疑疗急也。今子来者四，必有疑于中，疑而不露一语，虽百来而疑终

① 张田生：《女性病者遇男性医家——清代礼教文化中的女性隐疾应对》，《自然科学史研究》2014 年第 2 期，第 188～200 页。

不可决，疾终不可去矣。且盈天地间怪事甚多，非圣智所能尽识，然亦非圣智不能通疗也。”[①] 这段话的大意是说有妇人吴氏身患隐疾，她的丈夫去找孙一奎问诊，但是在孙一奎的门前徘徊三次都没有进屋，等该男子第四次到来的时候，孙一奎终于忍不住问他说，人们找我通常是有疑难杂症，你既然来了又不言明，来又有何用？病终究是治不好的。还给他讲了一番道理。在孙一奎的开导下，男子终于以实情相告，最终也治好了其妻子的病。

多数女性患隐疾之后，对于是否要请大夫诊治，起初都会有一番心理的纠结过程，但毕竟疾病在身，还是要治疗的。张田生为我们提供了这样一个既不泄漏患者隐私、损害患者名节，还治愈疾病，并成就一段姻缘的事例。[②] 说是有位名叫宜春的富家小姐，年方十七，身患隐疾。小姐的女仆在外出请大夫的途中，巧遇一位赴

---

① 孙一奎：《孙文垣医案》卷二《三吴治验·吴氏妇隐疾》，曹炳章：《中国医学大成》第 36 册，上海：上海科学技术出版社 1990 年版，第 50 页。

② 张田生：《女性病者遇男性医家——清代礼教文化中的女性隐疾应对》，《自然科学史研究》2014 年第 2 期，第 195 页。

京赶考的举子，名霍筠。此人出身医学世家，颇通医术，但不愿行医，又不擅营生，生计艰难，且未娶妻。此时天已近黄昏，霍筠行到无人处，正犯愁夜宿何处，听说有人要请医生治病，便自告奋勇前往患者家中。待他到了小姐家中后，被主人告知，小姐此病必寻访俊俏年少的医生前来医治，治愈后，就要将小姐许配为妻。霍筠爽快地答应了此事。小姐见医生是如此俊俏的少年郎，也心生欢喜，克服了羞怯之心。隐疾被治愈后，二人结为伉俪，生活幸福美满。[①] 这则故事出自清代小说家袁枚写的短篇小说集《子不语》，内容虽是虚构，不过透过情节，我们还是能看到个人观念对隐疾治疗的影响。

还有些年龄大的大夫在治疗女性隐疾时，为保住患者名节，通过认干亲的方式来化解其间的尴尬。如清代，上海有世家女子患隐疾，需要医生手术治疗。但医生却说："此症非父子、母女、夫妇不避嫌疑，不可施

① 袁枚：《子不语》卷二三《疡医》，《笔记小说大观》第20册，扬州：江苏广陵古籍刻印社1983年版，第363页。

治。若欲吾治，当拜吾为义父。”家属同意后，医生方才治疗。通过与病人认成准父女关系，医患跨越了普通男女有别的礼教障碍。正如张田生所说：“将医病间普通的男女关系转化为家庭血缘关系，是当时受到礼教影响较大的男性医家为女性病者进行外科手术的有效途径。”①

因为医生多为男性，所以女性隐疾患者在治疗时被礼教观念束缚得更多一些。不过，男子同样也有困扰，这种困扰可能更多来自社会道德观念的影响。在前文“隐疾的苦楚”中，我已经举出数例。这里我们来看看男性患隐疾而不愿治疗时所做的另外一种选择。清末，陕西榆林有位名医叫徐能让，他的从医之路有些与众不同。据说，徐能让年轻时身患隐疾，但他羞于就医，遂自习岐黄之术，也就是医术（相传黄帝与臣子岐伯讨论医道，所以后世就用“岐黄之术”指代医术）。经数年苦读《本草纲目》《医宗金鉴》及《中西汇通》等医籍，

---

① 张田生：《女性病者遇男性医家——清代礼教文化中的女性隐疾应对》，《自然科学史研究》2014 年第 2 期，第 194 页。

他逐渐通晓了医理，不但将自己治愈，还具有医治别人的本事。每次治病均有疗效。于是他信心倍增，习医更勤，终成大器。徐能让行医四十余年，擅长内科、女科及时疫之病，治疗效果颇佳，受到乡人赞誉。

徐能让这种情况，毕竟还是少数，许多人患隐疾后羞于就医，进而造成了惨痛的后果。所以说，社会观念对于疾病治愈的影响是很大的。疾病具有社会性与生物性双重属性，除了生物性给患者带来身体上的痛苦之外，它的社会性，尤其是其所代表的某种社会含义，会带给患者额外的精神负担。美国作家苏珊·桑塔格将疾病所代表的社会含义称为“疾病的隐喻”①。疾病的隐喻有时候也会让人觉得有好的一面，比如，曾经的肺痨被认为是英国的贵族病，患此病还会给许多上层人士带来一些忧郁的气质。但多数时候，疾病的隐喻不利于病情的疗愈。性病的隐喻就是私生活不检点，没有道德，所以性病带给患者的精神压力会更大。有医生从治病的

① 苏珊·桑塔格：《疾病的隐喻》，台湾：麦田出版社 2012 年版。

角度说："得了性病，最重要的不是要讳疾忌医，不要怕见医生，医生在道德上有保守病人秘密的义务。可是也不必惶恐，急得满头大汗的跪求医生，要在顷刻之间替他除去已得的性病。心理上有了这'魔鬼附身'的恐惧心，无形中会造成心理病态。当然，更不应该对性病漠视、疏懈、不积极地早治疗，或不遵照医师的指示去治疗，而随便趁高兴时打几针。不彻底的治疗，每易遗留恶劣的后果，有时比不治疗还要坏。等到病毒深入身体内部各器官的时候，治疗就无效了。"[①] 这才是一种正确的疾病观。

五、含香：治疗口气

口臭的成因有内源性与外源性两种，对外源性口臭，人们采用漱口、刷牙的方式多可以预防或消除；对内源性口臭就需要找到具体病因，对症治疗。前文已经大致阐述医学发展中人们对于口臭成因的认知变化，此处便不再赘述。本节我们就一起来看一下中国古人是如

① 郁维：《怎样防治性病》，《家》1948 年第 36 期，第 233 页。

何利用香药避免口臭的。

口气最令人厌恶的是在社交中给交谈双方造成的不适感。所以，有自知之明者，每与人交谈之前，总会有意识地查验自己的口气是否清新。唐玄宗的哥哥宁王李宪就是如此。史书记载，他是个生活骄奢之人，其每与宾客议论，先含嚼沈麝，方启口发谈，香气喷于席上。[①] 沉香、麝香均为昂贵之物，权贵、富贾才能用得起，也难怪时人会以此作为宁王生活奢侈的又一佐证。丁香、细辛也是除口臭的常用药，南北朝时期的医药学家陶弘景说，患口臭的人含细辛，多有除臭的效果。[②]

唐中宗时，有“腊日，赐北门学士口脂、蜡脂，盛以碧镂牙筩”[③] 的惯例。北门学士乃武则天时期为分宰相的权力而单独设置的职位，北门学士有单独与皇帝秘密商议军国大事的权力，虽然官品不高，但职权颇重。故而宋之问因口臭未被选入北门学士之列，才郁郁寡

① 陶宗仪《说郛》卷五十二“嚼麝之谈”。

② 陶弘景：《本草经集注》，北京：人民卫生出版社 1994 年版，219 页。

③ 段成式撰，许逸民笺：《酉阳杂俎校笺》，北京：中华书局 2015 年版，第 21～22 页。

欢。北门学士经常要与皇帝对谈，所以他们必须要保持口气清新，汉代的刁存因口臭熏得汉桓帝受不了。唐代时，为避免这种情况，皇帝会定时给这些人赏赐“口气清新剂”，名叫“口脂”。据王焘《外台秘要》卷三十二载：“《千金翼·口脂方》：熟朱二两，紫草末五两，丁香二两，麝香一两，右四味以甲煎和为膏，盛于匣内，即是甲煎口脂。如无甲煎，即名唇脂。非口脂也。”《备急千金要方》卷十八记：“甲煎口脂，治唇白无血色及口臭。”杜甫曾作《腊日》诗云：“口脂面药随恩泽，翠管银罂下九霄。”王建《宫词》云：“玉街金瓦雪漓漓，月冷天寒近腊时。浴堂门外抄名人，公主家人谢口脂。”可见当时的口脂必是宫廷常用之物，外臣若能被皇帝恩赐口脂一类香药，那算是皇恩浩荡了。

口脂是熬制的一种香膏，唐代还有一种专治口臭与体臭的香丸，名“五香圆”。它的主要成分是豆蔻、丁香、藿香、零陵香、青木香、白芷、桂心、香附子、甘松香、当归、槟榔共十一味香药，碾磨成粉用蜂蜜制成丸状。这种五香圆可含服，也可吞服，含服白天三粒、晚上一粒，“五日口香、十日遍体香、二十七日衣被香、三十七日下风人闻香、四十七日洗手水落地香、五十七日把他手亦香"[1]。至于是否有如此功效，我们无法考证。宋代医书《证类本草》中记载杜若、水苏都有除口臭的功效。[2] 当时的福建、四川南部、广东地区的人民有食槟榔的习惯，当地人招待客人时并不是奉茶，而是"以槟榔为礼"，嚼食槟榔除了避免瘴气的侵害之外，还可以压制体内污秽之气，也就是除口臭。[3]

---

① 孙思邈：《备急千金要方》卷十七。

② 唐慎微：《证类本草》卷七、卷二十八。

③ 周去非：《岭外代答校注》，杨武泉校注，北京：中华书局 1999 年版，第 236 页。

结 语

行文至此，这本小书也该做一个简单总结了。在我们的日常生活中，隐疾这个词已经被广泛用于指代各种不易明辨的问题。通过本书的简单回顾，我们看到隐疾这个词的概念从最初的身体被衣服遮蔽处的疾患，慢慢缩小为特指某些疾病，如腋气、口臭、性病等，尤其是性病，在多数时候，隐疾已成为性病的代名词。

疾病除给患者身体带去创伤，让他们失去健康之外，也会造成比较大的心理影响。正如西方有句谚语所说："宁做健康的乞丐，不做多病的国王。"就充分说明健康对于人的重要性。与普通疾病相比，本书讨论的隐疾，有些从病情本身上看并不致命，但会给患者的日常生活造成不小的困扰。社会性是人的根本属性，除生存下来之外，参与到社会活动当中，对于每个正常人而言是最基本的需求。当个人身染影响这一基本需求的疾病时，便会给社交活动造成困扰。这种困扰源于自身隐疾所产生的不适感，也与文明进步程度有关。人的普遍心理是"不要影响我"。只要不会给我们本身带来影响，都不会太过关心他人的问题，这是动物趋利的本性。所以，当我们充分认识到这个问题的时候，就会主动去避免自身问题给他人带去的困扰。

在人类文明的进程中，我们会想方设法地使自己变得更好、更舒适，这种舒适既包括生理上的，也包括心理上的。在察觉到自身的隐疾之后，多数人会选择治疗。人类对于隐疾治疗的历史也是医学进步史的反映。不同时期的医学观念不同，治疗隐疾也有不同的办法，有些有效，有些无效甚至有害。通过对这些疗法的考察，我们看到人类医学观念的变化。有些时候，我们会惊叹古人医学技术的超前；有些时候，我们也会为当时的愚昧无知所震惊、愤怒。

最后，来说说我们应该如何看待隐疾这个问题。既然是疾病，那就应该治疗，树立正确的疾病观，有疾病及时就医，这是所有医学都提倡的。当然，对于传染性的疾病，更重要的是预防。